中醫媽媽育兒百科

何慧潔 著

萬里機構

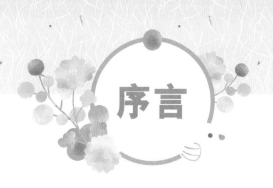

序言

在臨床診間十餘年的時間裏,診治了不少生病的孩子。當家長帶來生病的孩子時,他門擔心不已的樣子、還有孩子生病痛苦的模樣均使我痛心,尤其在我自己有了兩個小孩之後,對於父母對孩子的緊張和擔憂更是感同身受。

我養育了兩個孩子,姐姐 7 歲,弟弟 4 歲,這些年來,為人母親,當孩子生病時,真的寧願不適的是自己,也不願小孩受病痛的折磨。所以看到孩子生病時,會用心診治,冀望他們在我的治療下,快快回復健康,再次展露出開心的笑顏。

家長疼愛孩子的心都一樣,時刻都想把最好、最珍貴的給予孩子。然而,若不了解孩子的生理特點,以及孩子的體質特點,反而容易好心做壞事。例如,孩子生病,感冒高燒剛退後,家長就迫不及待問我該如何為孩子進補;不惜工本,心急燉高麗參、花膠、鱷魚肉給孩子服用,認為這樣就可使病童身體改善,疾病速癒。

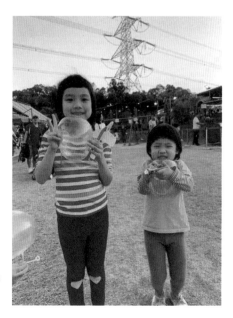

● 我的一對孩子,玩樂時表情總是精靈趣怪。

可惜，事與願違，着急孩子進補的結果反而使感冒久而不癒。中醫認為，感冒是人體受到外來邪氣的侵襲，對於正氣旺盛的孩子，醫師會用解表、發汗、辛散的藥物將病邪祛除。感冒後，一般脾胃尚虛，若父母心急用補藥調理孩子，反而會加重孩子脾胃負擔。另外，若病邪將去未去，感冒將癒未癒之時，父母為孩子大補一餐，「閉門留寇」，不但不能使身體健康恢復，反而會加重病情，使病情反覆，中醫稱之為「食復」。

除了不應在感冒後急於進補，還有許多在診間與孩子和家長溝通的點點滴滴，使我覺得很多孩子的病痛其實都可以避免或大幅減輕的。中醫兒科學薈萃了幾千年華夏文化對小兒養育和疾病的豐富經驗，中醫講究「未病先防」，我在家中照料兩個孩子，會按他們的體質考慮日常飲食，如餸菜、湯水等，配合每天讓他們在戶外跑跑跳跳、曬曬太陽的時間，用最自然的方法打造他們的強健體魄！

同理，我在診餘時常常在想，家長如果知道如何調理、攝護孩子的身體，辨識體質，在日常生活及飲食上按體質照顧好，調好他們的體質，孩子自然能少生病，不過敏；所以我着手撰寫這本書，將診間常見的兒科病、中醫調理養育孩子的方法、心得寫下來，讓家長親手替孩子把關，將病魔扼殺於萌芽中，不讓孩子再受病魔摧殘，保衛孩子的健康！

何慧潔

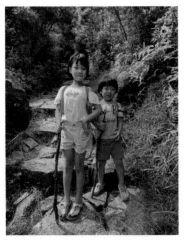

假日帶孩子去行山，鍛煉體能，
打造強健身心。

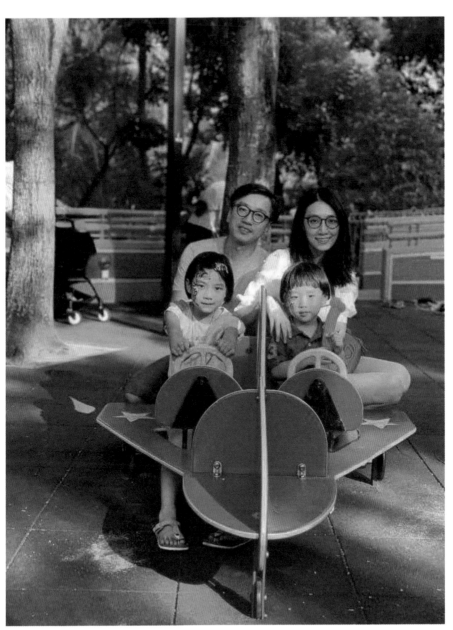

香港有很多公園，設計不錯，我和老公會不時帶孩子出外走走，
讓他們寓玩樂於運動。

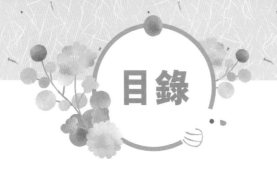

目錄

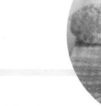

第一章

細數常見兒科病

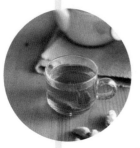

中醫媽媽育兒百科

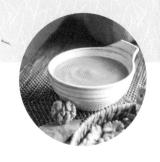

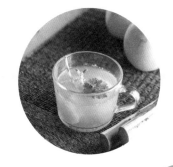

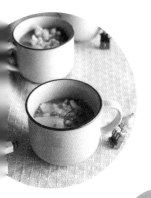

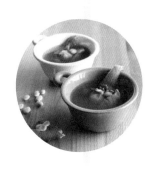

目錄

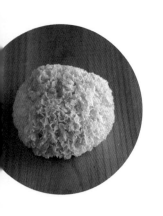

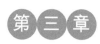
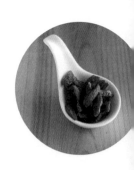

中醫媽媽育兒百科

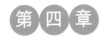

第四章

調理脾胃　強健體格

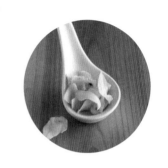

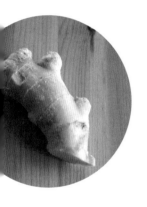

第五章

藥食兩用好食材

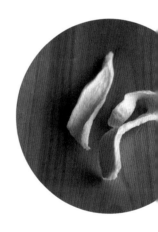

第一章

細說常見兒科病

病症 1
發燒

孩子生病發燒十分常見，為人父母者可能每年都要面對孩子發燒的問題。但是，每次孩子發燒，父母依然非常擔心。除了不忍孩子發燒辛苦外，亦擔心發燒太高，影響身體，甚至會「燒壞腦」。

每次孩子發燒，就立刻給予退燒藥、消炎藥，這樣做對嗎？鄰居太太就説要用冰袋敷額頭，但這樣會寒邪入體嗎？還是要聽家中長輩説要給孩子穿厚衣、蓋厚被，焗一身汗，病才會好，真的嗎？好幾個問題拋出來，但我們不了解發燒的原因，是不會分辨孰是孰非的。可見先要把發燒的原因搞清楚，父母便不會因孩子發燒而嚇得手足無措，藥石亂投了。

人體免疫兵團在打仗

首先，我們要知道發燒不是病，發燒是訊號，是人體在抵抗病毒或細菌性感染時的自然反應，表示身體的免疫系統在打仗，以對抗外來的病原體。大部分引起兒童發燒的，多屬於感染情況，例如上呼吸道感染，即一般我們講的傷風、感冒、喉嚨發炎等，很容易便會引起發燒。另外、玫瑰疹、尿道炎、急性腸胃炎等這些都是感染，亦是常見導致兒童發燒的原因。有時，即使注射疫苗亦會導致發燒。

幾多度才算發燒？

不同的測量方法有不同的標準。所以應按不同的測量方法來計算發燒的標準，下表分別為耳探、腋探和肛探。

量度方法	正常體溫
耳探	35.8℃ - 38℃（96.4 ℉ - 100.4 ℉）
腋探	34.7℃ - 37.3℃（94.5 ℉ - 99.1 ℉）
肛探	36.6℃ - 38℃（97.9 ℉ - 100.4 ℉）

正確使用耳溫計

我觀察到越來越多父母使用耳溫計為孩子量度體溫，但未必每個父母都會正確使用耳溫計。使用方法錯誤會影響檢查體溫的數值，所以父母應學會使用耳溫計，正確檢測孩子的體溫。

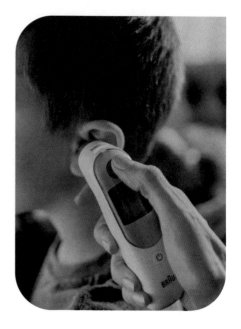

探熱時要把耳道拉直，一歲以下嬰兒必須輕輕地把耳朵向後拉直，一歲以上兒童則把耳朵向後及向上拉直，並把探頭放入耳道內，切勿把探頭置於耳殼皮膚上，以免影響量度的結果。每次在耳朵量度三次溫度，並以最高的溫度作準。由於耳溫計量度左右耳時會有溫度差異，所以在觀察體溫期間，應認準同一邊耳朵來探熱。

發高燒會「燒壞腦」嗎？

不少父母擔心孩子發燒，會對腦部造成損害，尤其是發高燒時更是擔憂。但是發高燒對孩子腦部不一定造成影響，反而應注意引起發燒背後的疾病。例如，如果由一般上呼吸道感染引起的發燒，即使溫度高都不會引致「燒壞腦」。但腦膜炎引起的發燒，即使溫度不高，亦有可能破壞腦部組織，導致「燒壞腦」的情況。

腦膜炎患者會出現嗜睡、嘔吐、異常哭鬧、眼神異常、活動力降低、不想進食等情形。謹記孩子的體溫高低並不等於疾病的嚴重度，應觀察其活動及精神狀況，作為疾病嚴重與否的重要指標。例如，孩子發燒時多是一陣陣的，發高燒時當然會懶懶的，但若高燒過後患兒便轉精神，眼神明亮、意識清楚等，多數不會是腦膜炎。

感冒、發燒都可看中醫

常說「慢郎中」，不少人認為中醫只能調理，發燒、感冒不敢看中醫。其實剛好相反，兒童以及有過敏體質的人看中醫治感冒，治療效果特別好。

中醫史上有不少對抗大型感染病的記載。醫聖張仲景在其著作《傷寒論》及清代溫病學等專著就是與對外感發熱病、傳染疾病相關的治療經驗總結，中醫治療發燒是對症下藥，療效一點不慢。

發燒即食退燒藥？

發燒是感染產生時的自保機制，適度發燒可提升免疫系統效能；若孩子的精神活力尚可，家長未必要強求立即退燒至正常體溫，大量退燒藥反而會降低免疫力，使病毒更不易被殺死。

焗一身汗 病便會好？

聽老人家說，小孩發燒，一定要着厚衣或蓋厚厚的被，出一身汗，病便會好了。中醫治療上有汗法，使用適合的藥物使病人發汗，從而發散病邪，來恢復病人的健康。但不是人人合適，古書《傷寒論》更有明言禁汗法，若盲目發汗，便會造成壞病，形成一系列險惡之症。

正確來說，小孩手腳冷時多穿一點，小孩冒汗時少穿一點，按孩子情況加衣被或減衣被。

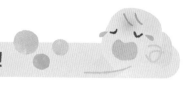

這樣做　孩子發燒不用怕！

● 多喝清水

發燒會引起孩子水分留失，所以應注意補充水分。可以少量多次的給予室溫的清水，若天氣較冷，則可加少量溫水。

● 使用物理退熱法

如濕毛巾抹身體，或用溫水（大概 37-40 度左右）洗澡，雖然不會降低孩子的中心體溫，但至少他們會舒服些。中醫不建議用冰枕或洗冷水澡降熱，尤其是寒症感冒病人；因為他們雖然會發燒甚至高燒，但同時有手足冰冷、怕冷、不怕熱、要穿厚衣、蓋厚被、喜飲暖水。寒症病人若用冰水澡、冰枕等退熱，只會加重寒邪和病情。

● 加密服藥頻率

現在大眾服用一般調理身體的中藥時，都習慣每天服 1-2 次。但治療孩子發燒，醫師有可能要求小患者每天的服藥次數增至 3-4 次，以使藥物見效更快速及更有利退燒、治癒疾病。

● 記得戒口

感冒時，人體的正氣集中與病邪爭鬥，脾胃之氣會較弱。這時，飲食宜清淡、易消化，避開一切油膩、難消化的食物，使身體容易康復。另外，感冒剛癒，不少父母擔心孩子病後體虛、消瘦，心中痛惜，立即想方設法，煲肉湯、雞湯、補品予孩子進補。《傷寒論》提到感冒後，人體的消化功能尚弱，此時若因飲食調理不當，過量進食，或不當進食滋膩、溫補之品，則感冒極易復發，稱為「食復」。所以，父母不應在孩子生病或病後剛癒時，過分餵食孩子或急於進補，避免因愛他而變為害他，因進補反而弱化脾胃，疾病更難痊癒。

桑菊清感茶

材料

桑葉　　　6 克
菊花　　　6 克
薄荷　　　3 克（後下）

做法

1. 所有材料洗淨。桑葉及菊花加清水 4 碗，大火煮滾，轉小火煮 20 分鐘。
2. 下薄荷，再煮 2 分鐘後熄火，每次半杯，可分多次，代茶飲用。

功效

疏風清熱，適合熱症感冒初起、見咽痛、口乾、輕微咳嗽等。

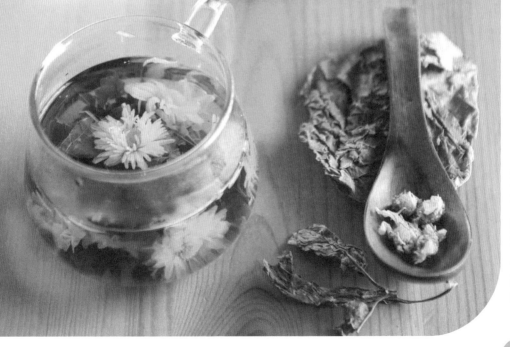

第一章　細説常見兒科病

生薑葱白紅糖飲

材料 （1人份量）

生薑　　5片（約10克）
京葱白　30克
紅糖　　1小匙（約10克）

做法

葱白洗淨，切段；與生薑一起加清水4碗，大火煮滾後，轉小火煮15分鐘，熄火後加紅糖即成。

功效

發汗解表，適合風寒引致的感冒初起症狀，如怕風身冷、身重肌肉痠痛、噴嚏流清白涕，而無咽痛等症狀人士適用。

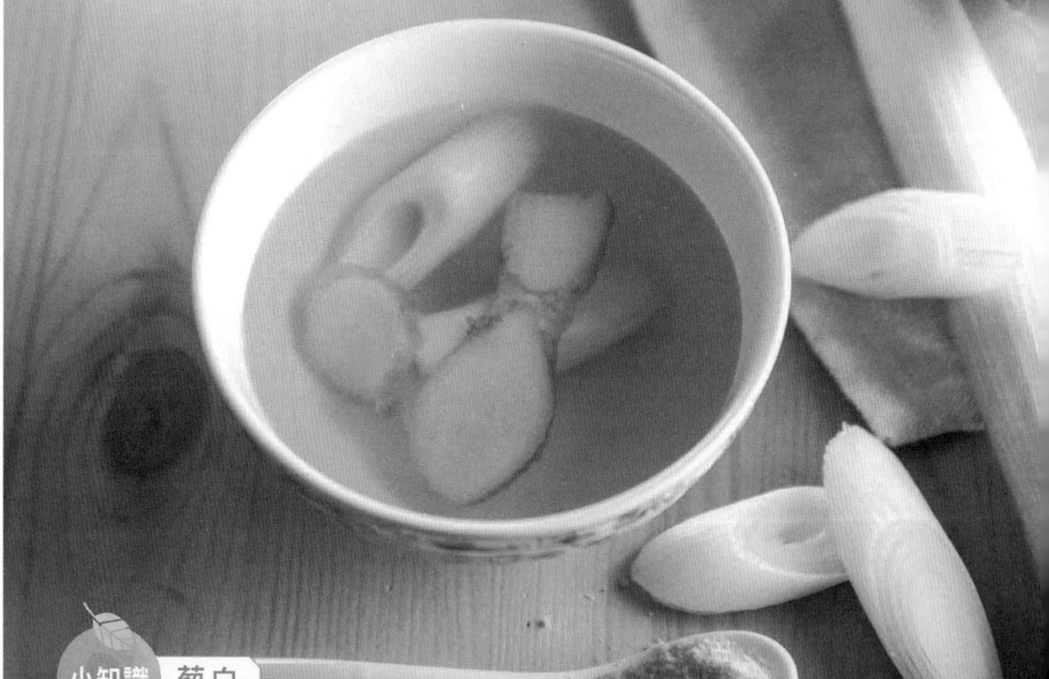

小知識　葱白

葱白即打葱的白色部分，藥用宜用点葱的葱白。葱白辛散溫通，其竹心手一走竄，有發汗解表、通陽散寒的作用。適用於風寒感冒，出現發冷怕風、無汗、頭痛、身痛、鼻塞流清涕等。因藥力較弱，適用於風寒感冒症較輕者，常與生薑同用，以增強發汗解表之功。如無京葱白亦可用平常的青葱白代替。

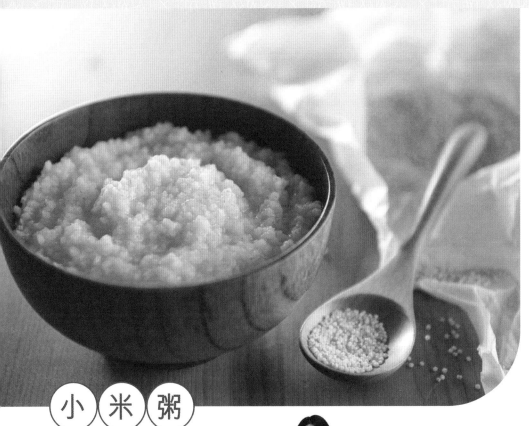

小米粥

(材料)（2-3 人份量）

小米　　1 杯
清水　　6 碗（約 1.5 公升）

(做法)

1. 小米洗淨、浸泡約 30 分鐘。
2. 清水煮滾，加小米轉小火，
　　煮約 40 分鐘即可。

(功效)

健脾益氣。

醫師心得

小米帶輕微甘味，煮粥後不用加鹽調味，口味亦清淡甘甜。此粥健脾、易消化，特別適合孩子生病時食用。即使平時不是病後，我亦常以此作為早餐，一雙兒女更是十分喜愛，常常吃得一點不剩！

第一章　細説常見兒科病

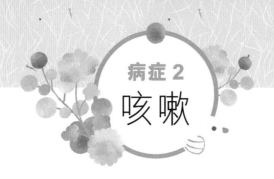

病症 2
咳嗽

診室內常常遇到父母，憂心忡忡的投訴孩子久咳不癒，即使看過不少中醫、西醫，加上煮過雪梨燉川貝、燉橙、桔餅青欖湯，總之朋友說好的，報紙上看到的止咳食療湯水通通試一遍，咳嗽卻總是不好。為何小朋友的咳嗽這麼難纏呢？

原來因為咳嗽有不同病因，中醫認為內傷、外感等因素引起，要弄清楚新咳久咳、寒咳熱咳、分清表裏虛實等，才能知己知彼，對症下藥，百戰百勝。一旦熱咳、寒咳、痰濕咳嗽分不清楚，反而胡亂做些食療湯水，隨時病症越來越重，導致久咳不癒。

咳嗽是保護氣管的反應

父母很怕孩子咳嗽，但原來咳嗽是人體保護氣管健康的一種反射反應。當氣管被細菌、病毒、異物侵襲時，人體便會咳嗽，將呼吸道過多的分泌物、致病源或異物咳出體外，以保護呼吸道健康。

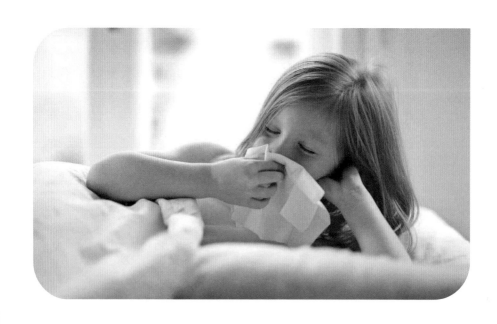

咳嗽與肺最為密切　但不限於肺

中醫認為咳嗽與五臟中的肺臟的關係最為密切，肺主氣、司呼吸，與呼吸道、鼻、咽喉、氣管等部位關係密切。肺為「嬌臟」，乃五臟之華蓋，最易受外邪影響，例如冒雨受風、寒、濕等邪氣侵襲，則肺氣不清，失於肅降，迫氣上逆而作為咳嗽。孩子氣血未足，身體未發育完善，正氣不足，則更易於咳嗽。

除了肺臟外，其他臟腑功能失常，亦會引發咳嗽。《黃帝內經》説：「五臟六腑皆令人咳，非獨肺也」。但是其他臟腑所致咳嗽皆需通過肺臟，肺為咳嗽的主臟。以下舉一例子，若小孩偏食，喜食生冷寒性的食物，如冷飲、雪糕，高糖高油食品，如糖果、朱古力等，會損傷脾陽，影響脾胃功能，痰濕內生，古人説：「脾為生痰之源，肺為儲痰之器」。脾胃損傷，致痰濁內生，上輸於肺，再儲於肺臟，阻塞氣道，致肺氣上逆而作咳。這種飲食失調，影響脾臟，繼而作咳嗽的情形在兒科可謂十分常見。

咳嗽反反覆覆的原因	
呼吸道與肺部感染	哮喘
鼻敏感	空氣污染
胃酸倒流	吸煙（二手或三手煙）
吸入異物	肺結核
腫瘤	

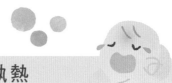

觀察咳嗽情況　分辨孰寒孰熱

孩子年幼，不能好好用言語表達自己。想治癒惱人的咳嗽，以下幾種情況，要細心觀察，正確告訴醫師，配合醫師的脈診、舌診；才能快速找到病因，咳嗽究竟孰寒孰熱，有否夾痰夾風，才能準確對症下藥。

● 咳嗽時間

咳嗽分新咳和久咳，有助醫師判斷病因、掌握病情。但門診中問家長孩子咳嗽多久時，不少只會答「咳嗽很久了」；這樣醫師很難知道具體時間。所以家長應留意，若孩子有咳嗽便要記下來，看診時要跟醫師說明具體發病時間，比如是 3 天、2 週，還是 1 個月。

根據時間咳嗽可分為急性（少於 3 週）、亞急性（3 至 8 週）和慢性咳嗽（多於 8 週）。急性咳嗽中，最常見的病因就是上呼吸道感染，即是傷風感冒所引起，屬於外感咳嗽。患者除了咳嗽外，同時還可能會有流鼻水、發燒、喉嚨痛、頭痛、身痛等症狀。另外，感冒痊癒後，有可能會引起氣管敏感，咳嗽可持續 3-8 週之久。臨床上，這種因感冒而起的氣管敏感咳，還不是少數。

中醫治咳嗽，會問患者較多是白天還是晚上咳？白天陽氣盛，熱症的咳嗽多在日間發作；寒咳多在夜間咳嗽明顯，有時甚至咳嗽劇烈至不能平躺。另外，慢性咳嗽可因哮喘或鼻敏感引起，並常在夜間出現，但情形有所不同，如由哮喘導致的咳嗽常在凌晨 3、4 點出現，會令孩子咳醒；而鼻敏感可致鼻涕倒流而引起咳嗽，多是患者剛上床躺下及起床時咳嗽，因為鼻液隨頭部平躺或活動而流到喉嚨，刺激咽喉而咳嗽。若孩子晚上吃太飽，消化不良、胃酸倒流，有時亦會產生夜咳。

● 痰液顏色和質地

咳嗽常伴痰液，痰液是咽喉、氣管分泌的黏液，其形成與脾、肺兩臟功能失常關係密切。臨床上分為有形之痰與無形之痰兩類，這裏所指的是咳嗽排出的有形之痰涎。觀察孩子痰液顏色及質地，有助醫師判定咳嗽的性質。

痰液的顏色、質地	病因
痰黃、或綠，而稠厚。	熱痰
痰白、清稀。	寒痰
痰白量多，易咯出，或帶泡。	濕痰
無痰／痰少難吐、微黃而黏。	燥痰
痰中帶血，或咳吐鮮血。	熱盛傷肺

上述概括了痰液的特點以及其病因。但當注意，除了痰液的顏色，醫師還要配合患者的全身情形、脈診、小兒指紋及舌診，綜合判斷咳嗽的病因，不會單憑痰液顏色作診斷。

不要胡亂使用傷風藥和止咳水

當孩子咳嗽時，要弄清楚導致的原因，而不是單純抑制咳嗽；因為只用藥物鎮咳，有食藥便止咳，一停藥又再咳嗽。另外，不應讓兒童服用成人感冒藥或止咳水；因為某些藥物含可待因、阿士匹靈等兒童不適宜的藥物成分。

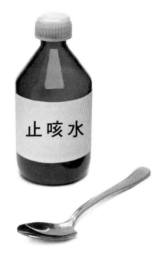

為甚麼吃中藥時孩子咳嗽更多？

臨床上我治療很多久咳不癒的兒童患者。父母愛護孩子，當他們帶着孩子來看中醫時，不論孩子已經咳嗽多長時間，可能 1 個月、半年，都會期望服中藥後咳嗽可以馬上停止。

對於長期咳嗽而屬於痰濕型咳嗽的病人，我會跟父母説，開始服藥首 2-3 天，孩子的咳嗽不會減輕，甚至會加重，同時伴有大量痰液的吐出。我有不少個案，父母反映兒童患者在服藥後吐出較多痰液，甚至有幾個會嘔出一碗碗的痰涎；但痰涎吐出後，孩子的咳嗽便會逐漸減輕及停止。

中醫認為正是大量痰液積聚在肺部，導致肺氣失宣，升降功能失調，而發咳嗽。所以中醫用藥着眼點不是立即止咳、鎮咳，因這樣做不能解決病因，痰液仍然積存在體內；相反，中醫會使用化痰止咳的方法，通過適合的中藥促使痰液排出體外，從而真正通肺止咳。

如何得知服藥後不斷咳嗽乃排痰反應，還是用藥不當未能止咳呢？根據我的自身經驗，可以用 3 天做分界線。若用藥得當，一般於用藥的第 3 天，孩子的咳嗽會漸漸緩解；一般在 5-7 天明顯改善，乃至痊癒。

孩子咳嗽 父母可以這樣做

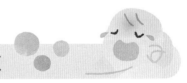

孩子咳嗽難以斷尾，除了看醫師、食藥外，家長可以透過以下措施，幫助孩子在生活、飲食上作出轉變，更能有效地治療疾病，減輕咳嗽情況。

● 家人應戒煙

香煙會刺激呼吸道，引發咳嗽。不少家長以為只要不在家中抽煙，便能減少對孩子的刺激。雖然減少了二手煙的禍害，但香煙可停留在家長的衣衫上，這種「三手煙」仍能影響孩子呼吸道，加重咳嗽。

● 戒口

咳嗽期間戒食生冷，如雪糕、冷飲，寒性食物。低溫刺激氣管，咳嗽難清。戒水果，尤忌酸性高的水果，如橙、奇異果等。酸味容易刺激氣管。

● 多喝溫水　吸入暖的水蒸氣

溫熱的水分有助稀釋痰液，以便孩子吐出。另外，讓患兒飲暖水前吸水蒸氣，亦有助於化痰。

● 注意保暖

當天氣變冷時，吸入冷空氣很容易加重咳嗽，為孩子穿夠衣物，天冷更應穿上高領衣、戴圍巾、口罩，保持溫暖。頸項前的氣管位置及頸後的大椎、定喘、風門、肺俞等穴位，是有關呼吸系統的穴位，保暖尤為重要。

● 減少過敏源

氣管敏感、鼻敏感或哮喘引起的咳嗽患兒應避開過敏源，房間宜打掃乾淨，1 週 2 次將床單、枕頭被套及窗簾等織品以 60 度以上熱水清洗，毛公仔用膠袋包好，都有助減少塵埃、塵蟎，減輕對呼吸道的刺激。

紫蘇陳皮飲

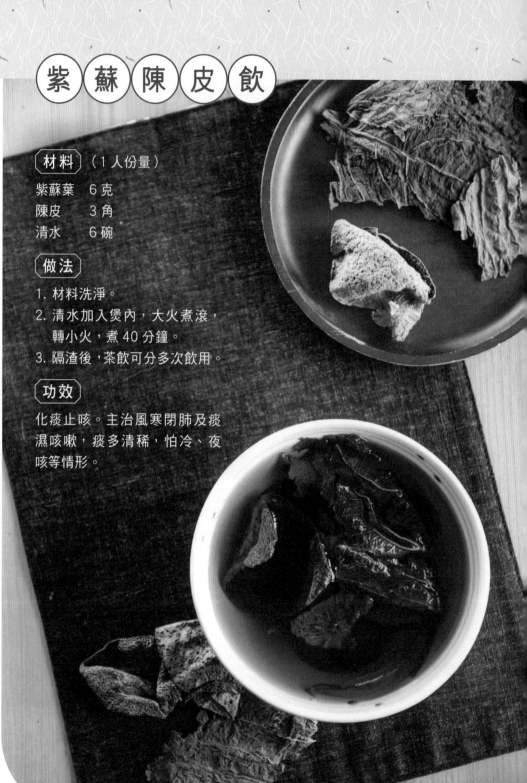

材料（1人份量）

紫蘇葉　　6克
陳皮　　　3角
清水　　　6碗

做法

1. 材料洗淨。
2. 清水加入煲內，大火煮滾，
   轉小火，煮40分鐘。
3. 隔渣後，茶飲可分多次飲用。

功效

化痰止咳。主治風寒閉肺及痰
濕咳嗽，痰多清稀，怕冷、夜
咳等情形。

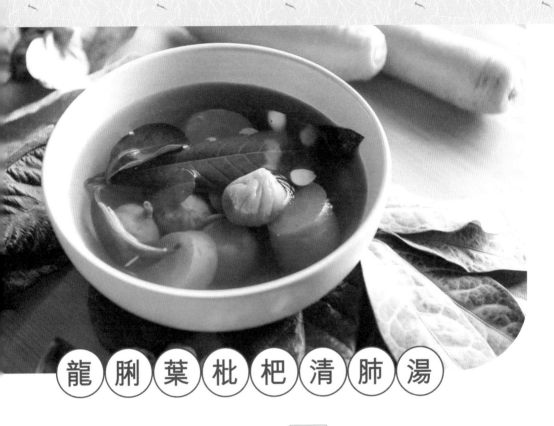

龍脷葉枇杷清肺湯

【材料】（2-3 人份量）

龍脷葉	30 克
枇杷葉	30 克
南北杏	2 大匙（約 12 克）
無花果乾	4-5 顆
瘦肉	300 克
紅蘿蔔	1 條（大）或 2 條（小）
陳皮	1 角
清水	10 碗（約 2.5 公升）

【做法】

1. 瘦肉汆水，其餘材料洗淨。
2. 材料放入煲內，加清水，大火煲滾，轉中小火煲 1.5 小時，加鹽調味。

【功效】

主治肺熱咳嗽、失音、喉痛、支氣管哮喘、大便秘結。

小知識 南北杏

南北杏味甘、苦，性平，入肺經。能平喘止咳，常用於咳嗽氣喘。降肺氣、又有宣肺之功效，為治咳喘之要藥。北杏體型較小，平喘止咳的功效較南杏強，藥用多用北杏。南杏體積較大，偏於潤肺，藥效較北杏為遜。

第一章 細說常見兒科病

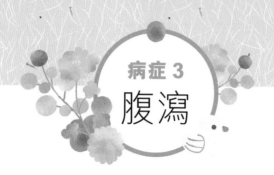

病症 3
腹瀉

臨床上常見孩子因腹瀉就診，患兒大便次數多，每天 3 次以上，大便質稀爛如糊仔，又或瀉下之物，如黃啡水樣為主要症狀。中醫稱為「小兒腹瀉」，其中以半歲至二歲的嬰幼兒最為多見；由於嬰幼兒「臟腑嬌嫩，形氣未充」，即發育及免疫力未完善，所以年齡愈小，發病率愈高。一年四季均可發生，其中在夏或秋兩季最為常見。

小兒腹瀉發生的原因與孩子脾胃功能不佳、加之飲食不節或餵養不當所致，如食得太飽、太油膩，又或進食不潔、變壞了的食物，導致脾胃運化功能失調而腹瀉。另外，亦常因感染外邪而發病，即現代醫學所說的細菌、病毒如大腸桿菌、沙門氏菌、輪狀病毒等侵襲腸胃而引起。

小兒腹瀉按不同的病因，有不同表現，可分為傷乳、傷食瀉、風寒瀉、濕熱瀉、脾虛瀉及脾腎陽虛瀉等五大症型。醫師根據患者的全身症狀，以及大便的顏色、性狀、氣味、次數等情況，作出診斷，並以此做根據，處方治療用藥。

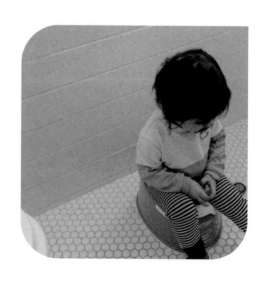

一表看清孩子腹瀉病因

不同的大便徵狀，原來代表着不同病因，以下一表扼要總結大便情形。

病因	大便特點
傷乳傷食	發作時間短，病程多為幾日，大便稀爛，夾奶凝塊或未消化食物殘渣，氣味酸臭，有如變壞食物。
風寒	發作時間短，病程多為幾日，大便清稀多泡沫，色淡黃，臭氣不甚。
濕熱	瀉勢急迫水樣或蛋花湯樣便，量多，色黃褐，氣穢臭，或見少許黏液，伴腹痛。
脾虛	腹瀉日久，瀉下緩慢，大便稀薄或爛糊。色淡不臭，餐後即瀉。
脾腎陽虛	腹瀉日久，瀉下緩慢，大便清稀，完穀不化，色淡無臭。

孩子吃極不胖有原因

傷食腹瀉多由過量餵食，或大飲大食後引起，即香港人講的「食滯咗」。老人家常愛孩子胖胖的，覺得這樣才健康，在寶寶吃飽後仍不斷餵奶、追着餵飯，但孩子總不易肥起來？過度進食會損傷脾胃，引起拉肚子，一瀉就連辛辛苦苦餵的幾両肉都瀉走了。另外，臨床上常有因帶孩子吃自助餐後腹瀉的來看診。吃自助餐易腹瀉，原因之一是進食量大增，其次是會因貪吃生冷如雪糕、冰西瓜、冷盤海鮮等。這兩種因過度餵食、暴飲暴食所致的腹瀉，中醫稱為「傷食腹瀉」。表現為大便稀溏，夾雜不消化的食物殘渣，氣味酸臭，小孩子不思飲食，腹脹肚痛，口氣酸臭，舌苔厚膩，指紋紫紅。

濕熱腹瀉多見於夏季，表現為大便急迫難忍，可呈噴射狀，其味極為酸臭，或者有黏液；小便短黃、肛門紅疼、口乾口渴；孩子一開口，口氣臭得驚人、脾氣暴燥、易發脾氣，晚上睡不安穩。

秋冬季亦是腹瀉的高發季節，此時的腹瀉若表現為大便清稀，色淡夾泡沫，臭味不大，也有腹痛，有時腸道發出咕嚕咕嚕的聲音，伴隨着孩子發燒、發冷明顯、鼻塞、流鼻水，中醫認為是外感風寒引起，稱為「風寒腹瀉」。

不得不提，兒科門診很多脾虛腹瀉的病人。多由小兒先天體質弱，或餵哺不當或久病導致脾胃虛弱，不能正常消化食物，並使內濕困於體內，引起長期腹瀉。表現為大便稀溏，不臭，間中發作時輕時重，常在飲食後發作，伴有胃口差，不欲食的症狀。由於脾胃消化功能差，吸收力減弱，患兒多面色暗黃，體瘦不長肉，容易疲乏。中醫對此類脾虛、消化差的小兒採取健脾益氣的治療方法，糾正體質，使患者脾胃好，改善消化吸食，強健體質以利生長發育。

孩子腹瀉　父母可以這樣做

孩子出現腹瀉時，父母不要着急。應先觀察大便的情況，一般較輕的腹瀉，可以先在家觀察，不要緊張，不需盲目止瀉，避免病邪留於體內，使病情延長。一般因傷食，或飲食不潔引起的腹瀉可在 1-2 天內緩解。

雖然某些腹瀉能自癒，但父母不可掉以輕心。若腹瀉嚴重，嚴重的腹瀉可引起脫水情形，電解質及酸鹼嚴重紊亂者會傷陰傷陽，並可引起抽筋、腦部損害、甚至危及生命。

若有脫水表現或以下任何一種情形，應迅速帶孩子求診，以免耽誤病情。

- 非常虛弱。
- 少於 6 個月大的嬰兒。
- 腹瀉多於 3 天，或腹瀉水樣便、次數多（1 天多於 5 次）。
- 伴有發燒高於 38.5 度。
- 持續的胃痛或嘔吐。
- 大便帶黏液或血液。
- 嘔吐血性黃綠色嘔吐物。
- 身體出現紅疹。

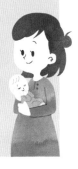

不想孩子屁股受罪

如果腹瀉次數多，對仍在用尿片的嬰幼兒，腹瀉後的軟大便，易黏在屁股上。若腹瀉後未能及時更換尿片，便便接觸皮膚太久，刺激屁股皮膚，導致發炎潮紅腫痛，形成尿布疹。這時用紙巾擦屁股，寶寶就會疼痛而更加不舒服。對年齡稍大，沒有用尿片的孩子，若腹瀉次數多，反覆使用紙巾擦屁股，亦可能會造成肛門疼痛。

建議爸爸媽媽可以用溫水幫孩子洗屁股，代替乾紙巾拭擦，注意洗屁股時力度宜輕柔，避免大力捽擦孩子屁股，以免引起疼痛，或擦損已經脆弱的皮膚。洗完屁股後用乾淨的綿片輕輕印乾，同時塗上含氧化鋅（Zinc Oxide）的軟膏，在阻隔尿液及大便的刺激之餘，又避免屁股與尿片之間的摩擦，減低皮膚再受刺激的機會。

家長照顧要留心

- 忌食油膩、生冷及不易消化的食物。
- 適當控制飲食，減輕胃腸負擔，吐瀉嚴重及傷食腹瀉的患兒可暫時禁食 6-8 小時，以後隨着病情好轉，逐漸增加飲食量。
- 應及時補充水分，如腹瀉嚴重，可給予運動飲料以補充流失的電解質。
- 密切觀察病情變化，防止病情惡化。

護兒錦囊

- 注意飲食衛生，食品應新鮮、清潔，盡量不吃未經煮熟食品，不吃變質食品，不要過量餵食。夏天避免過量冰冷飲食。
- 教育孩子飯前、如廁後要洗手。
- 注意氣候變化，及時增減衣服，防止腹部受涼。
- 1 歲之前的孩子，積極餵哺母乳，母乳含抗體，能減輕減染所引起的腹瀉。

中醫媽媽育兒百科

淮山健脾粥

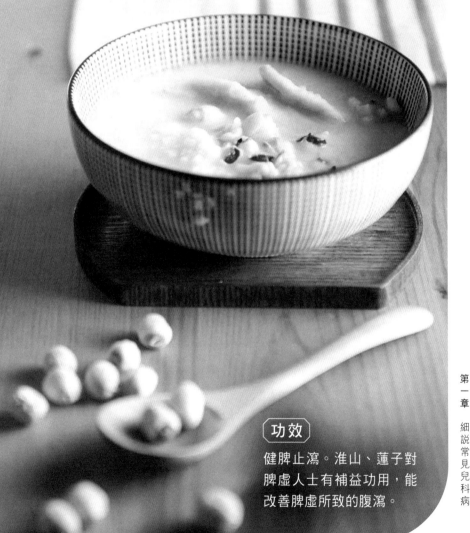

材料（2人份量）

淮山	30克
蓮子	30克
芡實	15克
白米	半杯

做法

1. 淮山、蓮子、芡實、白米洗淨，清水浸泡2小時。
2. 清水10碗，大火煮滾，加入全部材料，轉小火後煮1.5小時即可。

功效

健脾止瀉。淮山、蓮子對脾虛人士有補益功用，能改善脾虛所致的腹瀉。

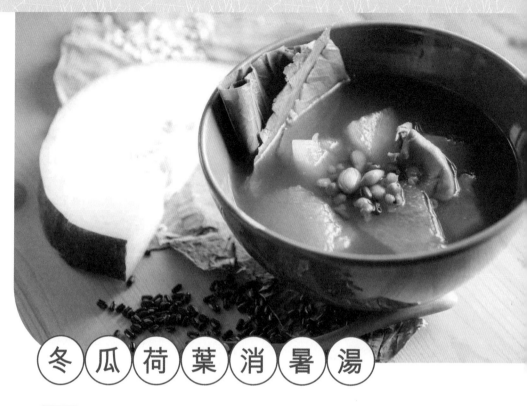

冬瓜荷葉消暑湯

材料

冬瓜	1 斤
荷葉	1 塊
白扁豆	30 克
赤小豆	30 克
薏米	50 克
瘦肉	200 克

做法

1. 冬瓜洗淨,去皮及籽、切塊。
2. 白扁豆、赤小豆洗淨,浸泡 1 小時。
3. 荷葉洗淨、切粗塊、瘦肉汆水。
4. 將所有材料放入鍋中,加入 12 碗清水,用大火煮滾,轉中小火煮 1.5 小時,可加少量鹽調味即可。

功效

清熱祛暑,化濕止瀉。

醫師心得

腹瀉病人不得飲食肥膩,一定要用瘦肉或豬𦟌,不能用豬骨等油分高的肉類煲湯。

中醫媽媽育兒百科

32

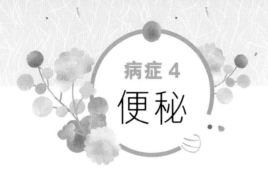

病症 4
便秘

「何醫師,每次芳芳大便都要坐半小時,一邊排一邊喊 Pat Pat 痛,很艱辛才排得幾粒細細粒的大便。」芳芳媽媽皺着眉頭說。「今日,大便完後用紙巾幫她抹屁股時,仲見到有血添……」

看來,芳芳是便秘引起肛裂,便秘患者的大便因為很硬,易刮傷肛門周邊的皮膚,由於有傷口,芳芳感到疼痛便哭了出來,同時亦會出現排便後出血的問題。其實,芳芳的情況在門診中可說是十分常見的。

孩子臟腑嬌嫩,脾胃功能仍在發育階段,故較常出現消化系統的問題,而小兒便秘更是家長們常遇到的一大難題。與芳芳媽媽一樣,不少家長看到可愛的寶寶眉頭緊鎖、在廁所憋得面紅耳赤,仍不得舒暢排便而擔心不已。同時,小兒便秘亦會做成心理問題,會使孩子害怕排便的痛楚而強忍大便,形成便秘的惡性循環。

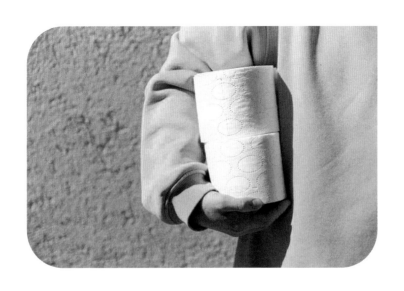

正常排便 VS 小兒便秘

對於嬰幼兒而言，正常排便平均每天 1-2 次，便質較軟，成條狀，大便應無異常臭味。而小兒便秘是指排便次數明顯減少、排便次數少於 1 週 3 次，大便乾燥堅硬，或雖有便意，但排不出大便。有時便秘患兒排便時會有腹痛，因而抗拒排便；另可伴有胃痛、內褲帶有糞水，大便帶血等情況。

中西醫分析大不同

中醫認為小兒便秘的常見病因有多樣。若外感寒熱之邪，如夏日在劇烈陽光下長時間運動而受到熱邪、暑邪等侵襲，津液耗傷，易成便秘。又如飲食不節，如過食煎炸、燥熱之物，或情緒問題引起，有時亦因久病兒童體虛，陰陽氣血不足等所導致。

便秘的病位在大腸，並與脾、胃、肺、肝腎密切相關。脾虛使腸道傳導功能失常，而成便秘；胃與腸相連，胃熱旺盛，下傳大腸，轉而大腸熱盛，大便乾燥內結，難以排出；肺與大腸相表裏，肺的燥熱下移大腸，則大腸傳導功能失常，而成便秘；孩子情緒不佳、肝氣鬱滯，則氣滯不行，腑氣不能暢通；腎主水而司二便，若腎陰不足，則腸道失潤，若腎陽不足則大腸失於溫煦而傳送無力，兩者均可導致便秘。

現代醫學對便秘的成因，包括飲食中的纖維或水分攝取不足、缺乏運動、心理上害怕如廁排便，或服用某些藥物，如抗抑鬱藥物等引起。

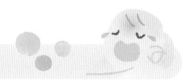

改善便秘有妙法

對應輕微的便秘情形,可從孩子生活及飲食習慣做起。不建議家長自行胡亂使用瀉藥,以免造成依賴,或誤用瀉藥而傷害孩子的腸胃功能。其實,只要了解孩子的身體功能,對症下藥,再配合適當的食物、湯水、粥品給孩子服用,既可預防便秘,亦可紓緩症狀,使孩子可以天天暢便。

多食高纖維食物可軟化大便

種類	例子
穀物類	全麥麵包、紅米、糙米、燕麥。
蔬菜類	芥蘭、西蘭花、菠菜、秋葵。
根莖類	馬鈴薯、番薯、南瓜。
豆類	鷹嘴豆、紅腰豆、黃豆、紅豆。
菇菌類	草菇、冬菇、蘑菇、雪耳、雲耳。
水果類	木瓜、火龍果、奇異果和啤梨。注意:家長不應以果汁取代水果,因經榨汁後,果汁並不含膳食纖維。
其他	芝麻醬 / 糊、杏仁糊、腰果糊。

飲用湯水助時,應連湯渣食用,這樣更易攝取足夠纖維,幫助排便。需注意,若孩子平素較少食用高纖維食物,應從少量開始,逐漸加大食量,避免出現胃脹,胃氣等情況。另外,當攝取足夠纖維時,應同時吸收足夠水分,否則會加重便秘。

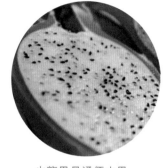

火龍果是通便水果。

● 多吸收水分

水分攝取不足會造成便秘，所以多鼓勵孩子飲用清水。如果孩子不喜歡飲白開水，可在清水加點檸檬汁或少量蜜糖（1 歲以下嬰兒不可飲用），吸引他們多喝水分。

● 加強運動

運動能夠促進腸道蠕動，改善排便，讓孩子動起來，是改善便秘的有效方法。

● 養成定時排便習慣

選擇每天某個穩定的餐後時間讓孩子上廁所。若孩子還小，應該提供兒童廁板及兒童踏板，讓他們可舒適地排便，以及更易使用腹力助排便。家長亦應注意觀察小兒的大便情況。

● 教育孩子重視便意

孩子常因沉迷玩耍，不捨放下玩具而不上廁所；但長期忽視便意，容易形成便秘。

● 設立便便大獎

對年幼的孩子來說，未必能隨意地控制排便，亦會形成便秘。循循善誘教導他們排便，只要他們肯嘗試，未必一定就成功解便，亦應得到獎勵。獎品可以是小禮物，如貼紙，或陪他們做喜歡的事，如講故事或玩遊戲等。另外，若孩子便褲子亦不應責罵他們，以免造成他們產生恐懼排便的心理。

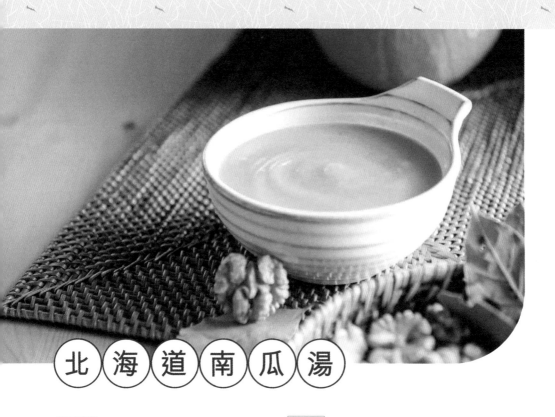

北海道南瓜湯

材料（4人份量）

南瓜	半個
洋蔥	1個
有機清雞湯	1碗（250毫升）
北海道牛乳	1碗（250毫升）
月季葉	1片（可不加）
核桃	5-6個
橄欖油	1茶匙
清水	2碗（500毫升）

調味料

鹽 1/2 小匙
胡椒粉 1/8 小匙

功效

和脾健運。

做法

1. 南瓜去皮及籽，切片，蒸20分鐘。洋蔥去皮，切粒。核桃白鑊烘香，1-2個核桃切碎，備用。
2. 燒熱易潔鍋，下橄欖油，加入洋蔥，慢火炒香洋蔥至軟身。
3. 加入南瓜、核桃及月季葉，倒入清雞湯和水，用中大火煲滾，加鑊蓋轉中火煮約20分鐘，熄火。
4. 把月季葉取出，將所有材料倒入攪拌機中，倒入北海道牛乳，攪拌至滑身。
5. 把湯倒回易潔鑊，用小火加熱，期間輕力拌勻以免黏鍋。如太濃稠，可加適量水調節。加入調味料及少許切碎核桃作裝飾，即成。

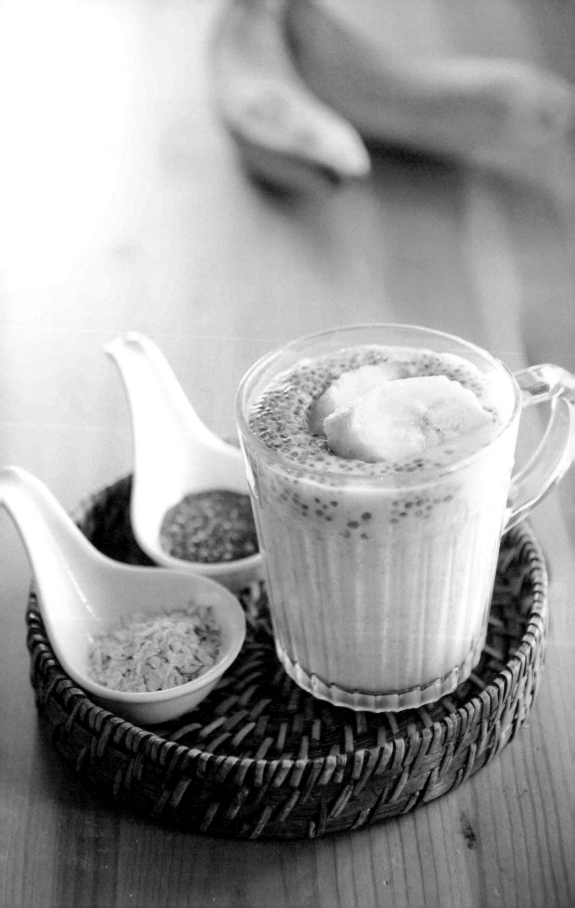

奇亞籽香蕉燕麥豆奶

材料 （2人份量）

即沖麥片	半碗（60克）
低糖豆漿	1盒（250克）
香蕉	1條
奇亞籽	2湯匙
熱水	1杯（200毫升）

做法

1. 將香蕉去皮切塊，麥片加半杯熱水浸泡5分鐘。
2. 奇亞籽用半杯熱水先浸20分鐘。
3. 麥片、豆漿和香蕉一起放入攪拌器攪拌。
4. 將3.倒入杯中，再放上浸發奇亞籽，即成。

功效

益氣健脾，潤腸通便。

注意

虛寒體質或容易腹瀉人士不宜。

小知識　奇亞籽

奇亞籽是近年被熱捧的「超級食物」，含有豐富的膳食纖維，每1湯匙（約12克）便有約4克纖維，比一個橙還要高。

煮食貼士

香蕉性味甘、寒，清熱、潤腸通便。對於濕熱所致的口乾舌燥、大便乾結、痔瘡出血等有所幫助。

醫師心得

小兒便秘日久，可出現小兒腹脹，使小兒哭鬧不寧。家長可用手掌加生油數滴，摩掌生熱後再順時針按摩小兒腹部，約5分鐘，至小兒哭鬧停止或小兒放屁即可，每天1次。

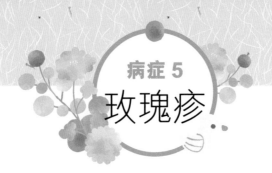

玫瑰疹

「何醫師，浩浩發高燒 3 天了，在 39 度左右徘徊，之前在家附近看過一次醫生了。」浩浩的媽媽焦急地說着。「餵過藥後可退燒，4 小時藥效一過便又燒起來，再餵了藥又能再降下去，我有些擔心，還是把他帶過來給你看看。」

「現在是 38.1 度呢！有些燒，但看着他還精神。」我用耳溫計給浩浩量體溫，又叫浩浩打開嘴巴給我瞧瞧咽喉。浩浩媽自小就帶浩浩來看病，浩浩對我很是合作，不吵不鬧，不用壓舌棒，嘴巴張開，舌頭伸出，「呀～」一聲，我就看到他的咽喉了。咽喉不算太紅，扁桃腺也沒有腫起來。

「浩浩還有其他不舒服嗎？」我問。「沒有咳，少少流鼻水，和有點兒怕冷，除了發燒時看到有點懶懶外，退了燒後又精神不錯，整屋子玩來玩去。」浩浩媽抱着兒子說，「呀！對了，今晨開始腹部有少少紅疹。」

發燒是玫瑰疹的病徵之一

謎底解開了！浩浩身上長滿了玫瑰般粉紅色的皮疹。

聽到紅疹兩字，我腦內「叮」一聲響起來了。翻開浩浩的衣服，果然大大小小的一片片的粉紅色皮疹。看來浩浩不是患上感冒，而是患上了玫瑰疹。

玫瑰疹又稱「小兒急疹」，中醫稱「奶麻」、「假麻疹」，是一種常見於 2 歲以下幼兒的傳染性疾病，尤以 6 個月到 1 歲以內的嬰兒發病率最高。。一年四季都可發病，多見春秋兩季。玫瑰疹由人類皰疹病毒 6 型 (HHV-6) 或 7 型 (HHV-7) 引起。

玫瑰疹：三日燒，三日疹

玫瑰疹有一說：「三日燒，三日疹」。因其典型症狀為小兒發連續 2 至 3 日的高燒，可達攝氏 39-40 度，待燒退後，或燒耐退之時，全身將起 2 至 3 天的淡紅至紅色皮疹。所以當浩浩媽帶兒子看診時，燒開始退了，而我在診室見他身體上的紅疹亦較媽媽早上見時為多。

皮疹多數先見於前胸、腹部及背部，繼而散及面部、頸部及四肢。皮疹通常無明顯搔癢或不適，2 至 3 日後可自行慢慢變淺，然後消退。疹退後無色素沉着，也不脫屑。出疹前可有頭後、頸項、耳後淋巴核腫大。

剛開始時常被誤診

患兒在發燒期間並無明顯不適，或有微感冒症狀如咳嗽、流涕或腹瀉等。另外，高燒時會稍為疲乏，愛睡覺；但發燒時起時退，退燒後患兒一般精神狀態良好，活動力及飲食正常。有時發燒期間，患兒會有抽搐症候。

由於玫瑰疹剛開始時的症狀類似感冒，所以很難一開始就判定是玫瑰疹；有時剛開始時因症狀僅為發燒、流涕或腹瀉而被誤診為感冒、腸胃炎等，通常要等到反覆高燒數日後，紅疹長出來以後，才知道是玫瑰疹。

治療方法：以疏風清熱為主

中醫認為玫瑰疹為風熱時邪，侵襲肺衛，客於體表，如《麻痘定論》：「奶麻、隱疹之類，皆風熱客於脾肺二經所致。」治療方法以疏風清熱為原則。藥物以輕清解表為主，不主張用大苦大寒的藥物，以免損害兒童機體的陽氣、影響脾胃運化。

待熱退疹出，病情迅速好轉，一般只需加強護理，不必因皮疹多用藥物。但若患兒內熱較重，熱盛傷陰，表現為唇乾口渴，胃納欠佳等，治療以清熱養陰，稍加護脾胃為主。

多數患兒終生僅發病一次，患者病後可獲持久免疫力，很少有第二次發病。玫瑰疹一般會在一週內自行痊癒，不需特別用藥，極少會有併發症。

發燒過程之中，可以採用一些物理降溫的方法，如洗溫水澡，或用溫水拭擦身體等，使孩子舒服一些。另外，應注意補充足夠水分，定時給予溫開水，少量頻喝，配以清淡飲食。發燒期間觀察孩子有否脫水情況。發燒過程中，若孩子有其他症狀，如精神不佳，嚴重嘔吐，大量腹瀉或脫水症狀就應趕快就醫。

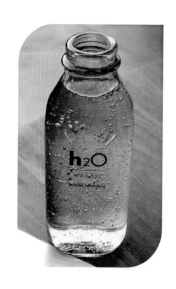

中醫媽媽育兒百科

甘草雙豆飲

材料 （1 人份量）

生甘草	5 克
赤小豆	40 克
綠豆	40 克
清水	8 碗（2 公升）

做法

1. 赤小豆及綠豆洗淨，浸泡 2 小時。
2. 所有材料加入清水，大火煮滾轉小火煲 40 分鐘，隔渣後即可飲用。

功效

清熱祛濕解毒。適合孩子發高燒不退、口乾唇紅時飲用。

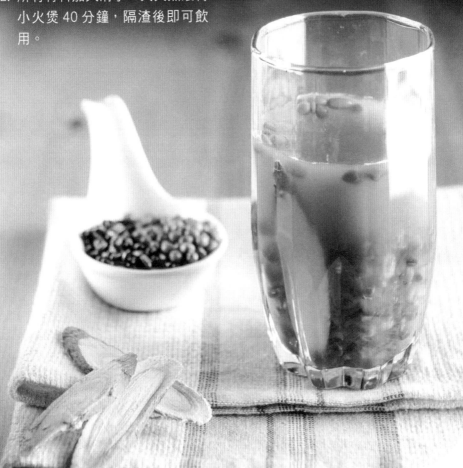

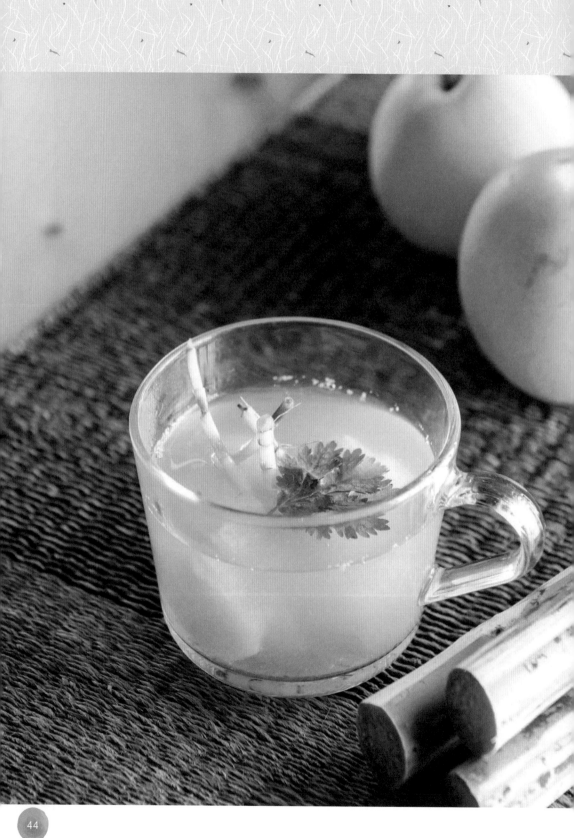

雪梨竹蔗茅根芫茜水

材料（2人份量）

雪梨　　　2 個
芫茜　　　30 克
鮮茅根　　2 紮
竹蔗　　　1 紮
清水　　　10 杯

做法

1. 雪梨洗淨，去皮去芯，切塊。竹蔗洗淨破開，芫茜及茅根洗淨。
2. 鮮茅根、雪梨及竹蔗放入煲內，注入清水，大火煮滾轉小火煲 1 小時，最後加入芫茜再煮 5 分鐘，即可飲用。

功效

清熱生津，透疹外出。

醫師心得

芫茜性味辛、溫。可發汗透疹，下氣消食。配合雪梨、鮮茅根等清熱解毒，芫茜之溫性，中和雪梨、茅根之涼性，又能發汗透疹，最適合玫瑰疹患兒皮疹漸出之時飲用。除了玫瑰疹外，濕疹、水痘之患兒屬熱證者皆可飲用。

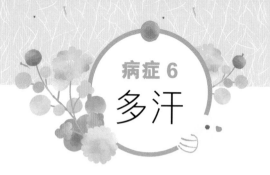

很多家長都有此疑問：兒童睡覺時滿頭大汗，究竟算不算生病呢？答此問題前，我們要知道出汗的原因。人體透過排汗控制體溫，防止體溫過分升高。如在炎熱天氣下，穿衣過厚、飲用熱湯或運動劇烈等情況下，人體便會排汗，這時為排汗正常狀態。反之，若天氣炎熱時不會排汗，體溫便會過分升高，出現中暑、熱衰竭等。所以出汗是維持及調節人體正常體溫的生理功能。

要判斷孩子睡覺時流汗是否屬病態，便要審視睡眠的情況。天氣炎熱、室溫過高，穿衣蓋被過多時，又或臨睡前玩得過激、劇烈運動使小兒汗出，明顯不屬病態，是孩子為了調節體溫的正常生理反應。

少量出汗屬常態

我根據臨床及養育家中兩兒女的觀察，有時即使天氣不熱，孩子在晚上入睡後，常見有微汗的現象，尤以頭部明顯。因為孩子體溫較大人稍高，入睡後身體便會少量排汗。若汗液不多，稍出後可自然停止，又或父母稍拭乾後不再出者，當為正常，不需特別用藥處理。但若非上述情況而無故出汗，又或晚上入睡後汗液太多，不能自止，甚至弄濕全身衣服或被褥，應當作病症處理，減輕汗出，以免變生他病。

現代醫學認為小兒汗多由多種疾病引起，臨床常見於反覆傷風感冒後造成的自主神經功能失調，亦可能由佝僂病、甲狀腺亢進或結核感染等導致汗腺分泌增多，而出現汗多症狀。

汗出過多　耗傷精血津液

中醫認為孩子為純陽之體，氣血未充，皮膚毛孔疏鬆，加之生機旺盛、清陽發越，陰陽容易失衡，更易有汗出過多的病理現象。中醫認為「汗為心之液」，汗由精氣、津液所化，血與津液又同出一源，因此有「汗血同源」之說。故此，若長期汗出過多，可使血氣減少，耗傷津液，更甚則會耗傷心的氣血，見心悸、心慌、易驚、睡眠不佳、精神不振等心氣、心血不足的病症。

分辨虛實寒熱

孩子汗多，一般來說以虛證佔大多數。由於患兒體虛，小兒機體發育未完善，氣血相對不足，腠理未固，若先天不足，又或後天餵養失當，使五臟功能不足，營衛不和，心氣不足，肺脾氣虛，便會出現汗出過多的情形。除了體虛之外，汗出過多亦有屬熱症或實症，例如陰虛火旺，或肝火，或濕熱內盛，使邪熱鬱蒸，亦可使汗出增多。

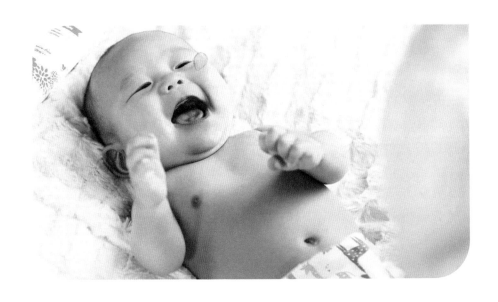

自汗定盜汗 怎樣分得清

孩子汗多可分為自汗或盜汗。自汗表現為白晝時多汗出，即使不在運動或炎熱的情況下亦會汗出，稍動則汗出更多，甚或大汗如流水狀，常伴有氣虛不固，如面色蒼白、精神疲倦、四肢冷，容易感冒等症狀。

盜汗即指汗出如盜賊一般，專在夜間出沒，表現為睡眠中汗出，醒後即止；常伴有陰虛內熱，如手心腳心發熱，唇紅，易煩燥，夜眠不安，多有驚叫夢囈，易有口瘡、便秘等症狀。

改善氣虛汗出要點
多曬太陽。
適量運動，鍛煉身體。
少吃生冷、寒性食物，如雪糕冷飲、涼茶等。
多吃補氣食物，如淮山、栗子、牛肉、雞肉、紅棗等。

改善陰虛盜汗要點
不宜過分餵食煎炸燥熱食物，遠離炸薯條、炸雞，咖喱等。
可適量多食雪梨、桑椹子、百合、雪耳等養陰清熱之物。
睡覺前 2 小時內不宜激烈跑動、玩得過度興奮。

中醫用藥治療汗多的療效肯定。醫師先分析患兒汗出原因，屬體虛還是實熱而引起。體虛宜補，體熱則清。孩子自汗多者治療多用益氣固表之法，以收澀止汗。另外，有時孩子汗多，若因熱多而致，則需用清熱之法。孩子盜汗多則治療需養陰滋液，收澀斂汗。臨床上病人情況千變萬化，亦有寒熱夾雜，虛實並見的情況，則需按病者狀況度身訂造合適的藥方，對症治療。

中藥浴及藥粉治小兒汗多

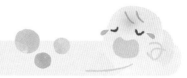

傳統中醫藥治療小兒汗多症，除了內服中藥外，還有用藥浴療法及藥粉外敷的方法。使用藥浴療法及藥粉外敷，避免孩子吃藥之苦，接受度高。而且方法簡單，便於日常應用。孩子皮膚薄嫩，容易吸收藥物，藥物又能直達病位，故藥浴療法對於小兒汗證的治療備受家長及患兒的歡迎。

● 玉屏風散加味浴
藥材：黃芪 20 克、防風 15 克、白朮 20 克、麻黃根 10 克、煅龍骨 60 克、煅牡蠣 30 克、白礬 10 克。

做法：將上述藥材入煲，加水煎煮 40 分鐘，去渣取藥液，與 40 度左右的溫水洗澡，每日 1 劑。10 日為 1 個療程。有研究人員以此治療方對 60 例汗證患兒進行藥浴治療，總有效率達 86.66%。[1]

● 麥曲浴
藥材：浮小麥、酒麴。

做法：將兩者以 1：1 比例研細末，在洗澡後取 50 克加入 30 公升溫水，擦身 5 分鐘，每日 1 次。研究結果顯示對小兒汗多症，總有效率達 97%。[2]

藥粉外撲療法

使用中藥粉外撲治療小兒汗多歷史悠久，唐朝《備急千金藥方》中記載了用三物黃連粉外撲治療小兒盜汗，宋朝《幼幼新書》中也有各種外用藥方的記載。

● 止汗藥粉方
藥材：煅龍骨、煅牡蠣各等份，研為細末。

做法：撲粉每日 2-3 次，4 日為 1 個療程。研究指，以此方治療小兒汗證 350 例，研究結果總有效率達 94.6%。[3]

參考文獻：

[1] 黃元琴 · 玉屏風散加減藥浴治療小兒汗證 60 例 [J] ·《中國醫藥指南》2012 年，10(24)：578

[2] 韋杏、梁文旺 · 麥曲散洗浴治療小兒汗證 68 例 [J] ·《廣西中醫藥》2003 年 (01)：29

[3] 嚴芳 · 中藥外撲治療小兒汗症 [J] ·《現代中西醫結合雜誌》2010 年，19(32)：4177

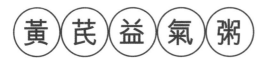

黃芪益氣粥

材料

黃芪	12 克
淮山	15 克
浮小麥	30 克
白米	半杯
清水	6 碗

調味

冰糖	1 小塊

做法

1. 白米洗淨，浸泡 30 分鐘。黃芪、淮山、浮小麥洗淨入魚袋。
2. 清水大火煮滾，加入白米及魚袋，轉小火煮 1 小時。
3. 加入冰糖，待溶化後，即可。

功效

益氣固表止汗，改善因氣虛所致的小兒汗病。

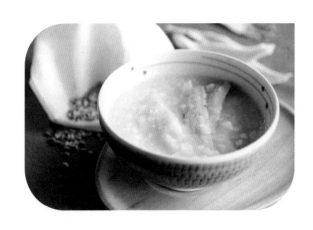

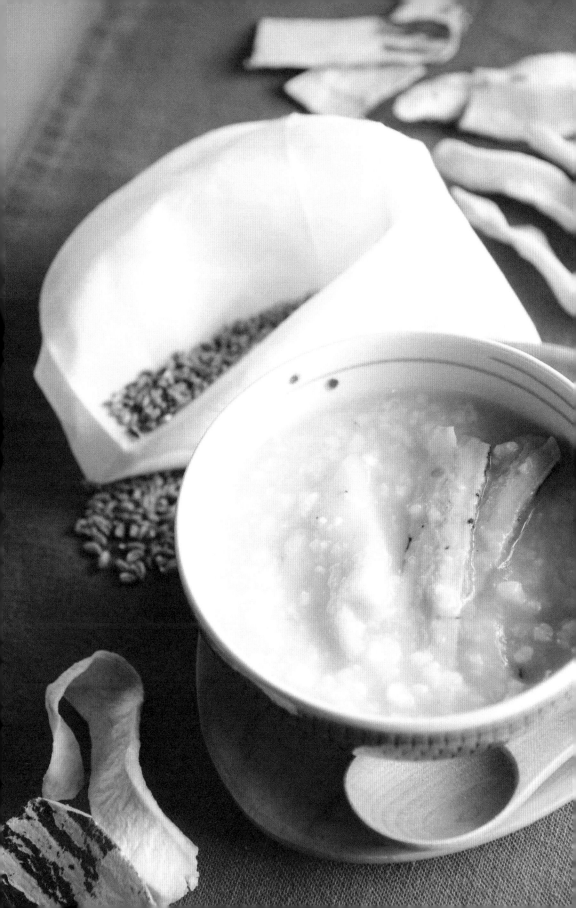

沙 參 麥 冬 養 陰 元 貝 湯

材料（4 人份量）

哈密瓜	半個
北沙參	30 克
麥冬	30 克
煅牡蠣	30 克
元貝仔	50 克
瘦肉	200 克
雪耳	1 個
清水	10 碗（約 2.5 公升）

調味

鹽 1 小匙

做法

1. 瘦肉汆水，切大塊。哈密瓜去皮，去蒂，切塊。元貝、沙參、麥冬洗淨。
2. 雪耳浸泡洗淨，去蒂，撕小塊。
3. 煅牡蠣入魚袋。
4. 將所有材料放入煲內，加清水，大火煲滾，轉中小火煲 1.5 小時，加鹽調味。

功效

平肝養陰斂汗。

醫師心得

牡蠣即蠔的貝殼。性味鹹、澀，微寒。可重鎮安神，平肝潛陽，收斂止汗。可用於神志不安、失眠、自汗及盜汗等症。

元貝性味平、甘鹹，可滋陰補血。元貝帶天然鮮味，加上營養豐富，對陰虛精神不振，睡眠不佳，及多汗者有滋補之功。

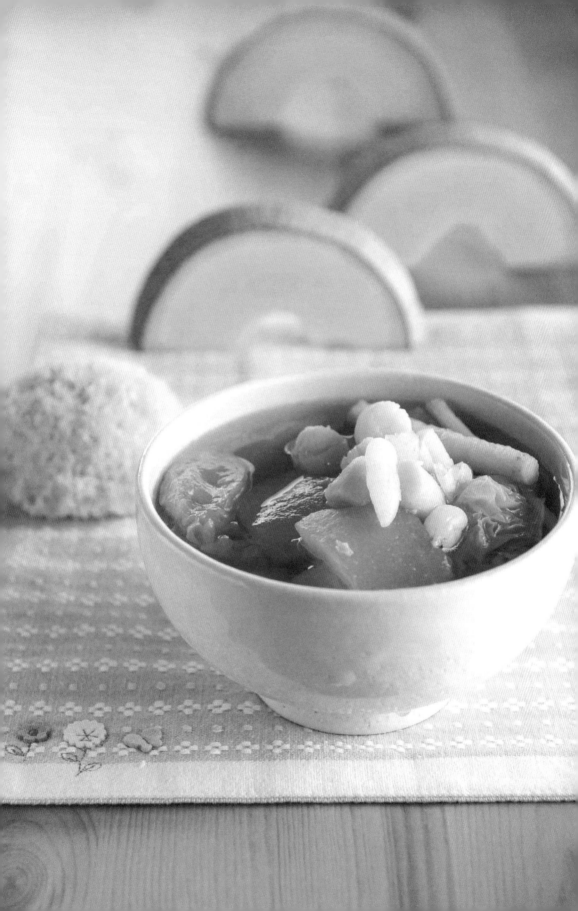

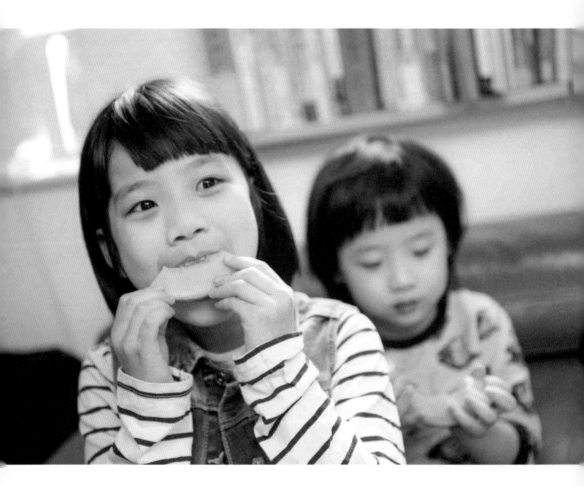

● 家長可以安排孩子下午茶時間吃水果，取代零食，吸收維他命及纖維。我會安排孩子吃不同水果，吸收不同的營養，夏日可吃哈密瓜清暑熱，但謹記不要吃冰凍的水果啊！

大家可會發現近年越來越多孩子有過敏問題？

事實上，有些病症具有一定的遺傳性，好像哮喘，背後與其源於過敏的支氣管有關。哮喘可歸納為一種過敏病症，因此當父母一方屬過敏體質，孩子遺傳到相關體質的機會自然提高，患上哮喘的機率也隨之上升。

值得一提，不同過敏症之間往往帶有連帶效應，以小兒鼻敏感、哮喘、濕疹及眼部痕癢等四種常見的過敏症狀為例，若孩子患上其中一種，就會有較高的機會伴隨誘發出其餘三種，當然彼此間並沒有絕對的必然性。

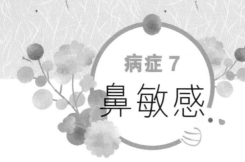

病症 7

鼻敏感

兒童鼻敏感十分常見，是香港 14 歲及以下兒童的第二常見慢性病，發病率達 24.9%，意即每 4 個小童就有 1 個是鼻敏感患者。

常見症狀包括鼻塞、流鼻水、打噴嚏、鼻痕，兒童有時會因鼻涕倒流，引致喉嚨痕癢和咳嗽；患者眼睛亦會痕癢和流眼水，引起眨眼、搓鼻等動作。另外，鼻敏感患者常吊着對熊貓眼，並非睡眠不足，而是鼻敏感影響血液循環，造成黑眼圈。

內外因素夾攻

鼻敏感，中醫稱為「鼻鼽」，《素問》指：「鼽者，鼻出清涕也」。中醫認為其發病原因可分為內因和外因。內因包括患者有先天不足，受遺傳影響，如果父母患有鼻敏感，子女患上鼻敏感的機會較高；後天失養，生活習慣不良，飲食西化，多食生冷寒性食物，導致肺、脾、腎虛弱，功能失調。外因則包括接觸到外界致敏原，常見的致敏原包括家居塵蟎、蟑螂、寵物毛髮、花粉、霉菌等。

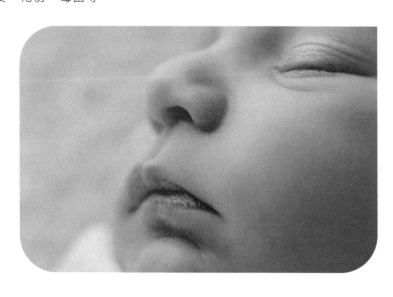

患鼻敏感莫輕視　小心引發併發症

鼻敏感雖然常見，家長不要以為症狀只是鼻塞、流涕、噴嚏而輕視。鼻敏感會影響孩子的睡眠質素，使他們夜間無法熟睡，日間則感疲累，而日間的鼻部症狀亦可以令孩子難以集中，降低他們的學習能力、課堂表現和社交活動。

如果處理不當還會引發其他疾病，部分鼻敏感患者會同時患上氣管敏感、哮喘，亦有機會導致併發症，包括鼻竇、咽喉、眼睛及耳部疾病如鼻竇炎、過敏性咽喉炎、鼻瘜肉、中耳炎、眼窩膿瘍等。因此應及早治療鼻敏感，不容輕視。

中醫認為鼻敏感主要由於肺氣虛，衛氣不固，皮膚毛孔疏鬆，風寒之邪乘虛而入，肺氣通於鼻，肺有冷風隨氣入乘於鼻，影響鼻竅，水濕停聚鼻竅，而形成鼻塞、噴嚏、流清涕。肺衛之氣好像守衛、護衛般保護着人體免受外邪侵擾，要有充足的肺氣，有賴於脾胃和腎。所以，要改善鼻敏感，要從補肺、健脾、益腎三方面入手。

護兒錦囊

慎冷飲： 盡量少吃生冷寒涼食物，如雪糕、冷飲等。

勤清潔： 1 週 2 次更換床單、被褥，用 60 度熱水清洗寢具能有效殺死塵蟎。用膠袋包好毛公仔，減少周圍環境的灰塵和蟎蟲。對貓，狗等動物毛過敏者不宜養寵物。

避風寒： 霧霾天氣減少外出，外出時盡量戴上口罩。另外，夏天不要把空調溫度降得太低，以免冷空氣過度刺激呼吸道。

勤運動： 多曬太陽，多做帶氧運動，如跑步、游泳等。

鼻敏感 VS 傷風感冒

	鼻敏感	傷風感冒
病史	有過敏病史，可同時患有濕疹、氣管敏感或哮喘。	有感染病史，同時家人／同學有感冒情況。
症狀特點	起病急、消失快、多為清晨或入夜將睡之時發作，其餘時間症狀消失後，一如常人。	鼻塞流涕症狀發病漸起，消失亦慢，一般持續 5-7 天。
	一般無發熱，惡寒、發燒、喉嚨痛等全身症狀。	全身症狀較重，發熱、惡寒、頭痛、喉嚨痛，可伴有發燒等。
	可有眼痕、流眼水。	無眼痕、流眼水。
	轉換環境後，如遠離塵埃多的地方、冷氣房間，症狀便會好轉。	與轉換環境無關。
檢查	- 鼻黏膜蒼白，水腫。 - 鼻涕透明清稀，呈水樣。	- 鼻黏膜充血，紅腫。 - 鼻涕黏性膿性，可帶黃、綠色。

天灸療法　有效改善鼻敏感

《黃帝內經》有「春夏養陽，秋冬養陰」之說，提倡大家依四時變化來調整人體的陰陽虛實。後世根據這理論，發展成天灸治療，以溫經驅寒，並挑選二十四節氣中，最炎熱及最寒冷的三伏天和三九天，進行天灸，對鼻敏感治療效果顯著。2017年香港浸會大學中醫藥學院發表的研究指出，天灸有效改善鼻敏感患者的鼻癢症狀及包括活動、睡眠及鼻部症狀等。

天灸治療採用溫、熱性的中藥，如白芥子、細辛、甘遂等配合生薑汁製成藥膏，敷貼在特定穴位，以刺激穴位，改善氣血循環，提升人體陽氣，改善鼻敏感、哮喘、氣管敏感等一系列呼吸系統過敏性疾病。天灸治療適合2歲以上兒童，由於他們發病時間較短，臟氣清靈，自癒能力強，在我的臨床經驗中，孩子用天灸療法改善鼻敏感較大人的快速。

針藥兼用效果佳

鼻敏感辨證主要為肺氣虛型、肺脾兩虛型及肺腎兩虛型。

- 肺氣虛型：鼻腔先發癢，痠脹不適，繼則噴嚏頻作，鼻塞不通，流涕清稀量多，嗅覺暫時減退。查見鼻腔黏膜腫脹、溫潤，其色淡白或灰白，鼻涕清稀。以及怕風，面色蒼白，氣短聲低，自汗等。
- 肺脾兩虛型：除有肺氣虛型的表現外，還有胃口不佳，腹脹，疲乏，大便溏爛，體瘦不長肉等肺脾兩虛症狀。
- 肺腎兩虛型：除有肺氣虛型的表現外，另有手足冰冷較甚，夜尿多，生長發育較慢等腎虛症狀。

醫師會跟據患者情況進行辨證治療，處方內服中藥。同時，可配合針灸，對過敏性鼻炎有較佳的治療效果，針灸可以疏通鼻周氣血，快速紓緩症狀。現今採用即用即棄的針具，針身幼（約頭髮絲的粗細）配合醫師進針技巧，痛感不明顯，孩子易於接受。

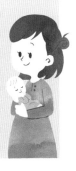

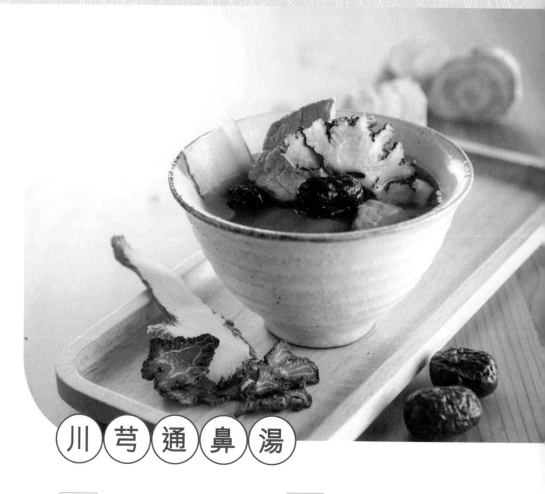

川芎通鼻湯

材料（4 人份量）

粉葛	半斤
淮山	30 克
白芷	9 克
川芎	9 克
紅棗	5 枚
生薑	3 片
瘦肉	300 克
清水	10 碗（約 2 公升）

做法

1. 瘦肉汆水，粉葛淮山去皮切塊。紅棗去核。
2. 將所有材料放入煲內，加清水，大火煲滾，轉小火煲 1.5 小時，加鹽調味。

功效

通鼻竅、止頭痛、健脾胃，特別適合風寒型人士飲用。

辛荑薄荷茶

材料 （1人份量）

辛荑花　6克
薄荷　　3克

做法

辛荑花用刀背拍碎，放入煲內，
加清水，大火煲滾，轉小火煲20
分鐘，最後加入薄荷再煮2分鐘
隔渣後飲用。

功效

通鼻竅、咽乾作咳，尤其適合風
熱型人士飲用。

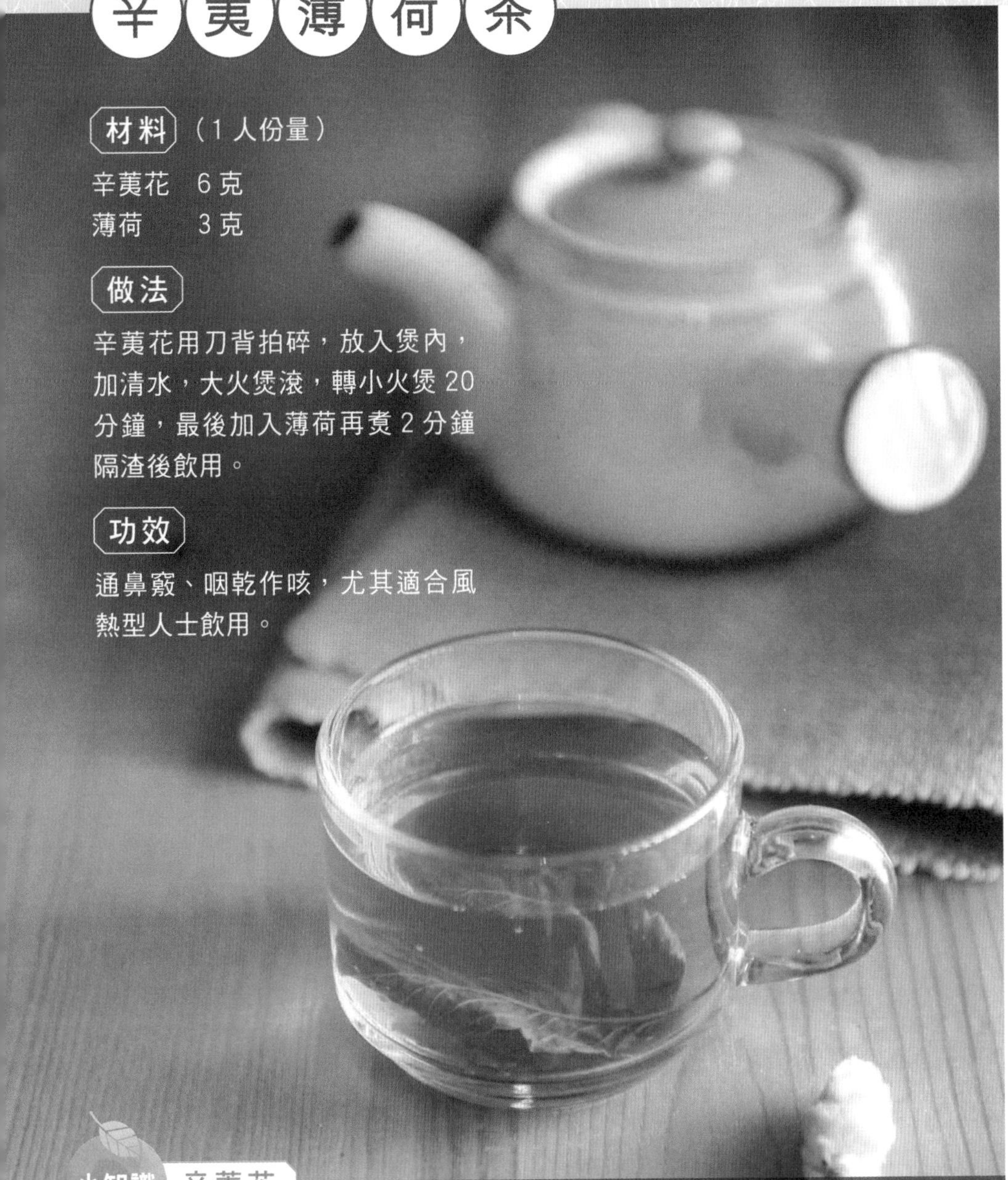

小知識 辛荑花

為木蘭科植物望春花、玉蘭或武當玉蘭的花蕾。性味辛、溫。有發散風
寒，暢通鼻竅的功效。用於治療頭痛、鼻敏感、鼻流濁涕、鼻塞不通等。
本品有毛，刺激咽喉，內服時宜用紗布包煎或隔去藥渣飲用。

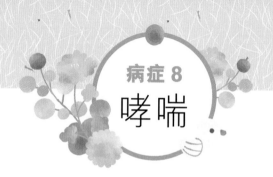

病症 8

哮喘

哮喘是兒童時期最常見的慢性呼吸系統疾病,發病率約為 10%,即每 10 個孩子中就有 1 個是哮喘病患者。哮喘常有的病徵(症狀)包括持續咳嗽、喘息、氣促胸悶和呼吸困難,常在夜間和(或)清晨發作。遺傳和環境因素是引起哮喘病的兩大成因。哮喘可以發生在不同的年齡,70-80% 發生在 5 歲之前,約 2 成的患者有家庭史,多數患者有嬰兒濕疹、鼻敏感、食物或藥物過敏史。

孩子「喘鳴」就等於患上哮喘?

當孩子呼吸時發出「HE、HE」聲時,父母都擔心他們患上哮喘。「喘鳴」是指呼吸時發出的特別聲響,但原來它並不一定等於哮喘。「喘鳴」可以由很多因素引起,最常見的是病毒性支氣管炎引致,症狀雖然跟哮喘十分相似,但多數為短暫性,支氣管炎痊癒後,「喘鳴」聲便會消失。

但若孩子有長時間的咳嗽,還有其他過敏病,如皮膚過敏、濕疹、鼻敏感等、或父母也是過敏體質的話,孩子患有哮喘的可能性較高。又或「喘鳴」多次復發,這也顯示孩子可能患有哮喘。

兒童哮喘有甚麼特徵?

一般來說,哮喘的病徵,包括持續咳嗽,特別在早上起床或夜間睡覺時、氣促和喘鳴。但有部分兒童哮喘患者,只以長期咳嗽為單一或為主要的症狀,不具有明顯的氣促或喘息的情形,稱之為「咳嗽變異性哮喘」。所以父母要多多留意孩子平常的表現,尤其是當咳嗽持續多於 4 週,並多在夜間和(或)清晨發作或加重,以乾咳為主。若孩子長期咳嗽,又無發燒的情形,或經過長期服用抗生素亦無明顯改善的話,可能是哮喘引起的慢性咳嗽。

持續性的哮喘發作，會使氣管慢性發炎，而造成結構性變化，如氣管壁增厚、上皮下纖維化，這些是不可逆轉的改變，使兒童哮喘患者到成人期更難復原。因此，及早積極治療能防止病情惡化。

哮喘可以「斷尾」嗎？

父母最關心孩子一旦診斷出患上哮喘能否「斷尾」。有 60-70% 的兒童哮喘可在成年前完全治癒。對於哮喘程度較輕及間歇性的哮喘患者通常會較易「斷尾」，但有 2 成或以上的患者在成年後出現哮喘復發，又或存在不同程度的氣管炎症或過敏反應。

有哮喘 還可以做運動嗎？

在孩子病情穩定時，應多讓他們運動及正常上體育課。但要注意提醒孩子在運動前做好熱身準備，並隨身帶備支氣管舒張劑。多做運動可鍛煉身體、改善心肺功能，同時孩子能融入同學中一起運動，也有助他們身心發展，或減輕因哮喘而帶來的自卑感。

一定要戒吃雪糕、凍飲嗎？

中醫認為「哮喘專主於痰」，哮喘病人多以痰邪伏於體內為根本病機，痰、濕之邪性質為陰，「病痰飲者，當以溫藥和之」，需得陽熱之性的藥物以溫化痰飲，改善病情。反之，吃冰冷食物會使痰邪更難清除，而且人體食道位於氣管後面，兩者位置非常接近，故此當吃冰凍食物時，氣管極易因低溫受涼收縮，引起氣管痙攣而使哮喘發作。所以，家長應盡量讓孩子對冰凍的食物少碰為妙。

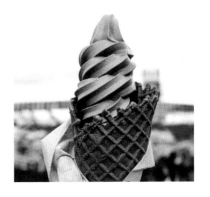

哮喘發病因素繁多

中醫學認為哮喘的病位主要在肺，發病機理為痰飲內伏，痰飲則與肺脾腎的功能失常有關，小兒肺臟嬌嫩，脾常不足，腎常虛。肺虛則易受外邪，如風寒、冷風、病原體等所侵。加之脾虛不運，滋生痰濕，上藏於肺。而小兒腎氣虛弱，水濕聚液成痰。

若此時邪入肺經，引動伏痰，痰阻氣道，肺失肅降，變會發為哮喘。基於外邪的不同，及體質的差異，所以哮喘有寒熱的區別。若哮喘反覆發作，肺氣耗散，寒痰傷及肺脾腎，則可由實轉虛，使哮喘反覆發作，則令疾病纏綿難癒。

現代醫學認為，哮喘的發病機制複雜，未完全清楚是否與免疫、神經、精神、內分泌和遺傳因素相關。而常見會使患病情況加重，或哮喘發作的因素亦非常之多，以下是常見的因素：

- 吸入致敏原，常見致敏原包括塵埃、塵蟎、動物毛髮、蟑螂、真菌、花粉等，以及化學用品，如油漆、清潔劑、噴髮膠、指甲油等。

- 進食致敏原，如牛奶、蛋、魚、蝦蟹、牛羊等。

- 呼吸道感染，例如傷風感冒、扁桃腺炎後易誘發哮喘。

- 季節變化造成的溫度與濕度驟變，尤其是冷空氣。

- 劇烈運動。

- 情緒激烈變化，如大叫、痛哭、緊張、壓力等。

- 家人的二手煙，或三手煙影響。

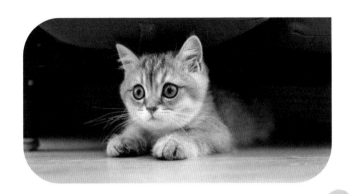

● 家中寵物雖可愛,但要小心牠的毛髮可能是導致孩子敏感的其中一個原因。

治療方法：中西醫互補長短

兒童哮喘較成年人發病急、進展快,如不儘快控制容易出現嚴重併發症,且兒童服用中藥較困難,西藥藥效迅速,而且給藥方法多,可透過注射、吸入類固醇等快速緩解症狀;而中藥重在調本,在緩解期著重改善體質,做到減少發作,故兒童哮喘的治療可中西醫結合,取長補短。

發作期以西醫治療為主,並配合中醫治療,快速控制哮喘發作是最重要的。在西醫治療的基礎上,可配合中醫的療法。中醫藥研究發現,數種不同的中藥治療兒童哮喘能有效改善患兒咳嗽、咳痰、喘憋、大小便、鼻翼煽動、胸悶等症狀,縮短病程。同時使用合適的中藥可以配合西藥,能改善哮喘患兒咳嗽、咳痰等症狀,並減少類固醇的使用劑量,從而減輕症狀,減少西藥副作用,提高療效。

緩解期著重中醫治療。緩解期的治療目的是延長緩解期,減少哮喘發作,最後希望能做到根治哮喘。哮喘患兒在這階段仍存在氣管炎症和氣管敏感反應,緩解期治療較發作期治療更為重要。中醫的整體觀念和辨證論治對哮喘緩解期的治療有獨到的優勢,如扶正祛邪、改善孩子的抗病能力,同時能調理患兒的肺脾腎功能,內服藥物外,又能配合天灸等冬病夏治的療法。

發作期

證型	證候	治療方法及常用藥
寒性哮喘	咳嗽氣喘、喉間有痰鳴音、痰多白沫、形寒肢冷、鼻流清涕、面色淡白、惡寒無汗、指紋紅。	溫肺散寒，化痰定喘。 **常用藥**：麻黃、桂枝宣肺散寒；細辛、乾薑溫肺化飲；白芥子、蘇子、萊菔子行氣化痰；白芍、五味子斂肺平喘。
熱性哮喘	咳嗽哮喘、聲高息湧、咯痰稠黃、喉間哮吼痰鳴、胸膈滿悶、身熱、面赤、口乾、咽紅、尿黃便秘、舌質紅、苔黃膩、指紋紫。	清肺化痰，止咳平喘。 **常用藥**：麻黃、生石膏肺清熱；杏仁、葶藶子、桑白皮瀉肺降逆；蘇子化痰。
外寒內熱	惡寒發熱、鼻塞噴嚏、流清涕、咯痰黏稠色黃、口渴引飲、大便乾結、舌紅。	解表清裏，定喘止咳。 **常用藥**：麻黃、桂枝、生薑溫肺平喘；生石膏清裏熱；生甘草和中，白芍、五味子斂肺。
肺實腎虛	病程較長、哮喘持續不已、動則喘甚、面色不佳、小便清長、常伴咳嗽、喉中痰吼、舌淡苔薄膩。	瀉肺補腎，標本兼顧。 **常用藥**：麻黃、射干平喘化痰；半夏、款冬、紫菀清肺化痰；細辛、五味子斂汗平喘；山茱萸、熟地益腎；淮山藥、茯苓健脾化痰。

緩解期

證型	證候	治療方法及常用藥
肺脾氣虛	氣短多汗、咳嗽無力、常見感冒、神疲乏力、形瘦納差、面色蒼白、便溏、舌淡、苔薄白。	健脾益氣，補肺固表。 **常用藥**：人參、五味子補氣斂肺；茯苓、白術健脾補氣；黃芪、防風益氣固表；百部、橘紅化痰止咳。
脾腎陽虛	面色蒼白、形寒肢冷、腳軟無力、動則氣短心悸、腹脹納差、大便溏瀉、舌淡苔薄白。	健脾溫腎，固攝納氣。 **常用藥**：附子、肉桂溫腎補陽；山茱萸、熟地黃補益肝腎；淮山、茯苓健脾；核桃肉、五味子、白果斂氣固攝。 虛喘明顯加蛤蚧、冬蟲夏草補腎斂氣；咳甚加款冬花、紫菀止咳化痰；夜尿多者，加益智仁、菟絲子補腎固攝。
肺腎陰虛	面色潮紅、咳嗽時作、甚而咯血、夜間盜汗、消瘦氣短、手足心熱、夜尿多、舌紅苔花剝。	養陰清熱，補益肺腎。 **常用藥**：麥門冬、百合潤養肺陰；五味子益腎斂肺；熟地黃、枸杞子、山藥補益腎陰；丹皮清熱。 盜汗甚加知母、黃柏清熱斂汗；夜間嗆咳加百部、北沙參養陰止咳；咯痰帶血加阿膠、白芍養陰止血；潮熱加青蒿清虛熱。

家居清潔小貼士

- 保持家居環境衞生，經常打掃及吸塵，應盡量用濕毛巾清潔，避免揚起塵埃，建議選用較天然，或味道不濃烈的清潔劑，如泡打粉。

- 每週更換及用 60 度以上熱水清洗窗簾、床單、枕袋和被袋，有助減少塵蟎，亦可考慮改用防塵蟎的床上用品。

- 定期清洗冷氣機的隔塵網，以免積聚塵埃。

- 切忌在沒有充足熱身的情況下進行運動。

- 潮濕時應使用抽濕機，減低室內濕度，以避免真菌滋生。

- 若孩子哮喘發作，並在使用紓緩藥物後得不到改善，若情況嚴重如不能正常説話、沒足夠氣力説句子、呼吸困難、神智不清，或嘴唇變藍等，應儘快將孩子送到急症室求醫。

- 根據孩子情況，選擇散步、慢跑、八段錦、呼吸體操等方法，長期鍛煉，增強體質，預防感冒。

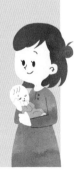

川貝羅漢果杏仁茶

材料（1-2 人份量）

川貝	6 克（打碎）
羅漢果	半個
南北杏	6 克（打碎）
陳皮	3 克

做法

所有材料加水，大火煮滾，轉小火煮 40 分鐘即可。

功效

清熱化痰，潤肺止咳，尤適用於哮喘急性發作，呈熱性哮喘者，症見咳喘痰黃，身熱面紅，口乾舌紅。熱性咳嗽患者亦宜。

醫師心得

- 川貝性味苦、甘，微寒。歸肺、心經。能清熱化痰，潤肺止咳。要打碎後同吃，藥效更佳。

- 北杏有小毒，必須以高溫煮 30 分鐘以上才可飲用，不能生食及熱水泡焗後飲用，否則會有腹瀉、腹痛、嘔吐等中毒現象，不可不慎。打碎的北杏，助藥用成分更易釋出。

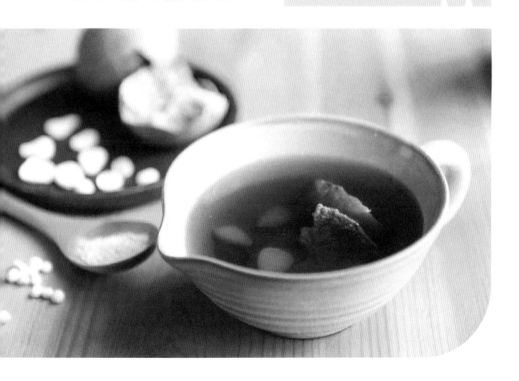

黨參核桃栗子湯

材料 （3-4 人份量）

黨參	30 克
核桃	30 克
栗子	10 個
芡實	30 克
南北杏	10 克
陳皮	2 角
無花果	5 粒
瘦肉	300 克

做法

1. 瘦肉汆水，其餘材料清洗，浸泡 30 分鐘。
2. 將所有材料放入煲內，加清水，大火煲滾，轉小火煲 1.5 小時，加鹽調味。

功效

補益脾腎，溫肺平喘。適合緩解期患者，屬氣虛及陽虛寒濕重者，見氣短多汗、容易感冒，怕冷、面色蒼白，痰多色白者。

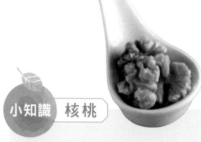

小知識 核桃

性味甘、溫。有補腎助陽，溫肺定喘、潤腸通便之功。用於肺腎兩虛的喘咳，如出現氣短、咳喘無力等症狀。亦可用於治療尿頻、腸燥便秘等。

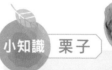
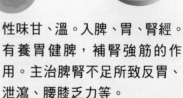

小知識 栗子

性味甘、溫。入脾、胃、腎經。有養胃健脾，補腎強筋的作用。主治脾腎不足所致反胃、泄瀉、腰膝乏力等。

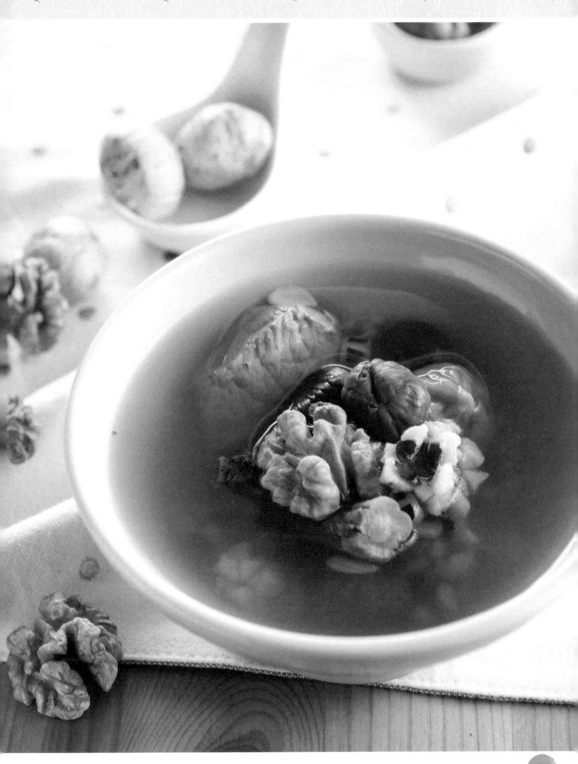

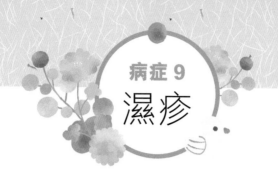

「佑佑的皮膚好多了，晚上也睡得穩了，沒有再抓來抓去，哭着大吵大鬧了。」佑佑媽安慰地着。

我在檢查着佑佑那光滑仍有少少乾燥的小手、小腳彎時，想起半年前佑佑媽帶着全身紅疹、皮膚損爛、還伴着流黃水的佑佑來到我診室的情形。

佑佑初來看診時 3 歲半，説話仍奶聲奶氣的，媽媽帶着佑佑來時，她急得快哭了。佑佑大約半歲時面上起紅疹，跟着慢慢延伸至頸部、腹背及四肢，其中以手肘彎內側、膝後彎處及睪丸最為嚴重。

濕疹自佑佑嬰兒時開始，斷斷續續看過不同的中、西醫，又或聽信坊間內服、外用不少藥物，濕疹沒有改善之餘，更是越來越差，一發不可收拾，全身無一處完好皮膚；現在基本上是靠類固醇藥膏控制的，發作便搽上，但最近也開始控制不了。佑佑的四肢帶有滿滿的血痕，媽媽説是佑佑晚上自己抓的，早上起來床單又是皮屑，又是血，慘不忍睹。

在服食中藥、外用中藥藥膏及戒口三管齊下之下，經過半年的積極治療後，佑佑停用了類固醇藥膏，他的皮膚煥然一新，媽媽説近半年佑佑睡眠好了，胃口好了，還高了呢！

奶癬，小兒濕疹：異位性皮炎

其實，佑佑從半歲開始便患上了奶癬，由於處理不當，慢慢加重及過渡成小兒濕疹。兩者都屬於異位性皮炎，或叫異位性濕疹，是一種常見於嬰幼兒、兒童及青少年的慢性變態反應性皮膚病，具有痕癢劇烈、病程長、難治療、易復發等特點，真是煩人的病症。

中醫認為「有諸內，必形於外」，皮膚問題其實是身體內部問題所引發。中醫重在治本，針對患者內在臟腑和氣血，以及陰陽不平衡而作出治療，內部矛盾解決了，皮膚的問題才有徹底解決的機會。

在傳統中醫學上，濕疹或異位性皮炎是根據發病部位而有不同的名稱：

發病部	中醫名稱
四肢彎處	四彎風
嬰兒面部	奶癬
耳部	旋耳瘡
陰囊	腎囊風或繡球風
乳頭	乳頭風

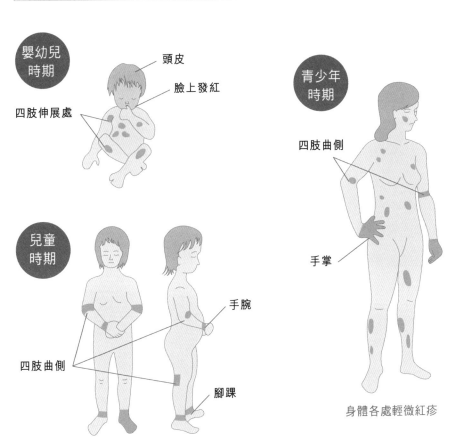

嬰幼兒時期

頭皮
臉上發紅
四肢伸展處

青少年時期

四肢曲側
手掌

兒童時期

手腕
四肢曲側
腳踝

身體各處輕微紅疹

第一章 細說常見兒科病

好發於面上的奶癬

從前頁圖表可見，奶癬多發於嬰幼兒頭面部，雖然叫「癬」，但實則與真菌感染無關，是嬰幼兒期異位性皮炎的表現。奶癬最常見於面部，初為零散的淡紅色月，或紅色斑，或突出皮膚的小丘疹。在頭皮或兩眉，還常見油膩的鱗屑和黃色硬皮。病程較輕的僅有淡紅的斑疹，伴有少量脫屑，病程較重的甚至會出現水皰、出水，糜爛不斷，蔓延擴大至全身。

由於痕癢多於晚上加重，患兒常伴有睡眠不安、哭鬧不止等情況，部分患者受正確的治療後可在 2 歲左右痊癒。但若 2 歲後仍反覆發作，長期不癒，可發展為兒童期的四彎風。

奶癬治不好　小心過渡成四彎風

兒童期的異位性皮炎，中醫稱為「四彎風」。皮損呈局限性、常對稱分佈，最常見於四肢彎曲的地方，如手肘內側及膝蓋後側。表現為皮膚乾燥、常有脫屑的紅疹，或皮膚增厚見皮紋增厚，稱之為「苔蘚樣變」，及伴隨色素沉着。皮膚常見因搔抓而有抓痕、出血點、血痂。

四彎風病情容易反覆，常因天氣轉變、接觸或進食致敏原後發作，在乾燥肌膚上伴着急性濕疹的表現，如皮膚紅腫熱癢痛、紅斑、丘疹、水皰、流水，脫屑等。

若兒童的濕疹治療及護理好，可在 7-8 歲左右「斷尾」，但若治療不當，則可延續到成人期。成人期異位性皮炎的皮損多數為密集的小丘疹，常融合成片，苔蘚樣變明顯，皮膚增厚，皮紋加深，其上常有細薄鱗屑。好發於頸部、四肢、眼眶周圍，自覺劇烈瘙癢。

為甚麼會有濕疹？

中醫認為與患者先天稟賦不耐有關，即現代醫學說與患者遺傳過敏體質相關。濕疹的患者或家人，大多或同時患有鼻敏感或哮喘，再加上後天受風、濕、熱等邪氣阻於肌膚所致。另外，亦可因飲食不節，過量進食辛辣、容易動風的食物，如牛羊、海鮮、菇筍等，又或甜食，傷及脾胃，脾胃運化失常，令身體的濕熱凝聚，留連於皮膚而發為濕疹。

有時亦因患者脾胃虛弱，受日常生活及飲食中的濕邪影響，久而耗傷陰血，化燥、生風而致血虛風燥，肌膚乾燥脫屑，這種情況的患者多表現為慢性濕疹。

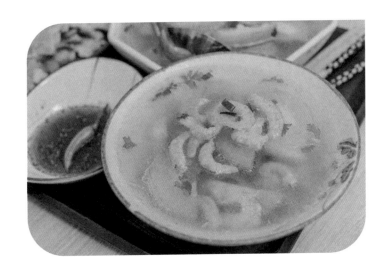

分清濕疹證型

證型	皮膚表現	全身症狀
濕熱浸淫	皮膚潮紅瘙癢、起丘疹、丘皰疹、水皰。皮損群集或密集成片，形態大小不一，邊界不清。常因搔抓而水皰破裂，形成糜爛、流滋、結痂。自覺瘙癢，輕者微癢，重者劇烈瘙癢呈間隙性或陣發性發作，常在夜間增劇，影響睡眠。	發病急劇，或舊有症狀上突然急性發作，若皮損廣泛者，可有發熱，口乾口苦，煩躁、便秘，尿黃等。
脾虛濕蘊	皮損潮紅較輕，瘙癢，輕微皮疹、水皰較多而清徹，抓後糜爛流滋，可見鱗屑。	發病較緩，伴納少，精神疲倦，腹脹便溏等。
血虛風燥	皮膚增厚，表面粗糙，皮紋顯著或有苔蘚樣變，觸之較硬，呈暗紅色，常伴有少量抓痕、血痂、鱗屑及色素沉着。自覺瘙癢劇烈，尤以夜間、情緒緊張、食魚腥動風之物時為甚。關節部位的皮膚易裂開，引起疼痛。	病程較長，數月至數年不等；伴口乾，不欲飲，納差腹脹，眠差，便秘等。

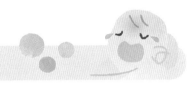

改善濕疹 你要這樣做！

● 溫和清潔

異位性皮炎的皮膚特點是乾燥、敏感的。避免過熱、過久的洗澡或使用強力清潔肥皂或沐浴液，以免洗掉皮膚的天然油脂，使皮膚更乾燥。

● 注意保濕

濕疹患者的皮膚水分容易散失，應適當補充保濕用品，幫助維持皮膚屏障完整性。洗澡後，用毛巾輕拍身體，不要大力拭擦，當皮膚表面還帶有少許水分時，立即在皮膚表面搽上保濕產品。每日早晚，最少一次使用保濕產品。應按天氣使用不同保濕產品，天氣乾燥時可用油膏、凡士林等；天氣熱時則使用較清爽的產品，否則過油過厚的產品，會使皮膚悶熱，加重瘙癢感或阻塞毛孔，形成毛囊炎。

● 遠離刺激物

避免粗糙或尼龍質地衣物、極端溫度或濕度、汗液、化學製劑等刺激。夏天開冷氣使室內溫度清爽涼快，穿着全棉寬鬆衣服；運動後立即以濕潤毛巾抹走汗液等，減少汗液對皮膚的刺激。

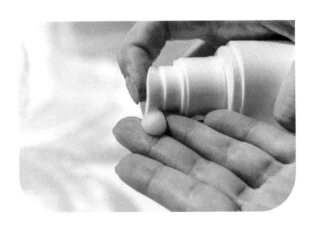

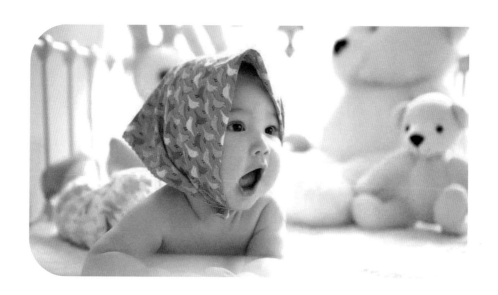

● 隔絕致敏原

家居塵蟎，動物毛髮、花粉、蟑螂是常見致敏原。應定期清潔家居，減少塵埃積聚、床單被褥定時以攝氏 60 度熱水清洗。毛公仔應以膠袋包裹起來，以減少塵蟎。

● 避免致敏食物

多數異位性皮炎患者與食物敏感相關，應避免進食易過敏飲食。

● 降低情緒壓力

精神上的壓力會惡化皮膚炎的症狀。我在門診時，不少濕疹小病人訴說考試來臨症狀便會加重，有時亦因嚴重皮膚炎患者會受同學的嘲弄，影響情緒，也會使病童的症狀加重。

● 保持作息正常

早睡早起，適量運動對濕疹有正面影響。不應避免運動，只須運動後立即抹乾汗液即可。有些患兒對游泳池水中的化學物過敏，改往海灘暢泳即可。

濕疹反覆　哪些食物不能碰？

2017年國際醫學期刊《刺針》刊登了一份系統性文獻回顧（systematic review），研究回顧了自2014年的66份異位性皮炎與食物敏感的研究，發現兩者是正面相關的[1]。所以濕疹患者應該小心飲食，以免誘發或加重濕疹。中醫認為濕疹與濕邪及脾胃等相關，飲食與脾胃相關，所以更應注意飲食對濕疹的影響。

要減輕濕疹的過敏反應，應避開下列刺激性或發物：

- 海鮮，尤其是貝殼類海鮮如蝦、蟹、龍蝦等、深海魚如吞拿魚、青魚、秋刀魚等。注意：不少家長忽略了，煲湯時不宜用鱔魚、瑤柱、蠔豉等海產。

- 發物，如蛋奶、牛羊、鵝鴨、菇、竹筍、花生、芒果、榴槤、菠蘿等。

- 肥甘厚味，如肥膩、高糖及濃味的食物。

- 盡量減少外出用膳及進食加工食品，因為當中的食物添加劑，或化學物也會令體內組織胺增加，引致過敏。

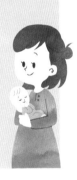

忌盲目戒口 免影響成長

上述敍述了較常見的會引起過敏的食物，但每個人對敏感的食物皆不同。父母不應盲目要求孩子戒口，始終他們處於成長期，需要多元及全面的營養，供給均勻飲食最為重要。如有食物敏感疑惑，可帶孩子進行皮試，或血液檢查以檢驗血液的免疫球蛋白Ｅ（IgE）水準。家長應注意市面上的過敏測試花樣多多，必須小心選擇，如有疑問，可諮詢專業意見。

多項研究指，避開過敏食物後，濕疹症狀可明顯改善。而且，家長待查出孩子真正的致敏食物後，可有的放矢，只避開特定的過敏食物便可，若無查出真正的致敏食物，則不應盲目戒口，以維持足夠的熱量、營養素以供孩子健康成長。另外，非必要的胡亂戒口，反而會降低孩子對食物的耐受性，有機會增加食物過敏風險。

有濕疹可否餵人奶？

答案是肯定的！媽媽不單可以對濕疹患兒餵人奶，最理想是以母乳取代奶粉餵哺嬰兒。世界衛生組織（WHO）建議母親應以母乳餵哺嬰兒至 2 歲大。多項研究亦指出，餵哺母乳對嬰兒濕疹患者有保護作用，在有過敏家族史的嬰兒若以全母乳餵哺 3-4 個月，患異位性皮炎、濕疹的機會率可降低 42%。[2]

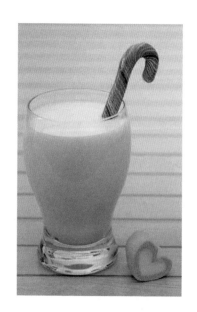

餵哺母乳的媽媽應當注意飲食。美國兒科學會建議使用母乳餵哺嬰兒濕疹患者的媽媽，飲食上應當戒口[3]，應避免進食花生、果仁，盡量減少食用蛋類、牛奶及魚類，可參考 P.81 的戒口表。

中藥外用藥物幫到手

濕疹由於病位表淺外露，故簡單、有效的中醫外治法特別適用於小兒濕疹。使用中藥外敷、外洗等將藥物外用於皮膚表面的方法稱為「中藥外治法」。此法通過對皮膚患處局部用藥，使藥物經皮膚、毛孔，連貫經絡，作用於全身，起清熱利濕、疏通氣血、疏風止癢，引毒外出。多項國內研究表明，中藥外治法對治療小兒濕疹療效確切。[4]、[5]

中醫的外用藥有多種，究竟應該如何選擇？原來使用外用藥有一原則：「乾對乾，濕對濕」。如濕疹急性期，皮膚有滲出物時，選用濕敷；滲出少時，採用中藥外洗；慢性濕疹見乾燥、結痂、有皮屑、表面粗糙、皮膚增厚時，採用油劑、藥膏。

小兒濕疹外洗方

材料

馬齒莧 50 克、蛇床子 30 克、黃柏 30 克、苦參 30 克、白鮮皮 30 克、甘草 10 克。

做法

將上述藥物洗淨後，用清水 2 公升濃煎 30 分鐘，去渣取藥液；根據患兒的皮損面積選用大小適中的無菌紗布，將紗布放入藥汁中浸濕，並以此取藥液為患兒進行擦洗，每日 2 次，7 日為 1 療程。

功效

清熱燥濕、祛風解毒，適合急性濕熱型濕疹。

注意：1 歲以下患兒由於年紀小，配合服藥難度較高，可單獨使用中藥外治方。若 1 歲以上患兒，濕疹病程較重則建議外治法同時配合口服中藥，標本同治，起效更快。我在臨床 10 多年間，有非常多的小患者，使用適合他們病程的中藥外洗方，都得到明顯好轉，中醫外治法的臨床療效不容置疑。

紫雲膏

其組成為紫草、當歸、麻油、蜜
蠟，均為天然成分，有消炎消腫、
滋潤肌膚，活血生肌，即促進傷口癒合
的功效。對於亞急性或慢性濕疹患者，皮
膚乾燥、皮膚裂開等情形，可用紫雲膏來改善。

紫雲膏最早出自於中醫古籍《外科正宗》，常中載有「潤肌膏」及「生肌
玉紅膏」，後流傳至日本，經調整及命名為「紫雲膏」。其中紫雲膏的主
藥是紫草，亦是紫草使藥膏呈現紫紅色，性味甘，寒，可涼血、活血、解
毒透疹，有抑制細菌、消炎，能使疤痕癒合和促進肌膚再生及防治濕疹瘡
毒等。

參考資料：

[1] *Does atopic dermatitis cause food allergy?* A systematic review. Teresa Tsakok, MRCP,
Tom Marrs, MRCPCH, Mahrose Mohsin, MD, Susannah Baron, MRCP, George du Toit,
FRCPCH, Stephen Till, et al. Published:February 23, 2017DOI:https://doi.org/10.1016/S0140-
6736(17)30491-9, VOLUME 389, SPECIAL ISSUE, S95, FEBRUARY 23, 2017

[2] *Breastfeeding and the Use of Human Milk,* SECTION ON BREASTFEEDING, Pediatrics March
2012, 129 (3) e827-e841; DOI: https://doi.org/10.1542/peds.2011-3552, https://pediatrics.
aappublications.org/content/129/3/e827

[3] *Breastfeeding and maternal diet in atopic dermatitis,* Tina Y. Lien and Ran D. Goldman, MD
FRCPC, Can Fam Physician. 2011 Dec; 57(12): 1403-1405. https://www.ncbi.nlm.nih.gov/
pmc/articles/PMC3237513/

[4] 中醫藥治療小兒濕疹的研究進展，鐘成梁；張淳；胡思源 [J]. 中國中西醫結合兒科學 2013 年 6
月第 5 卷第 3 期【中圖分類號】R758．23【文獻標識碼】A【文章編號】1674-3865（2013）
03-0219-03

[5] 中醫藥治療小兒濕疹的研究概述，鄭歆怡，張偉．[J]. 世界最新醫學資訊文摘, 2019, 19(98):
167,172. 中圖分類號：R758.23 文獻標識碼：A DOI: 10.19613/j.cnki.1671-3141.2019.98.074

土茯苓赤小豆湯

材料（4人份量）

鮮土茯苓　4兩
紅蘿蔔　　1斤
赤小豆　　30克
白扁豆　　30克
無花果　　4顆
瘦肉　　　300克
清水　　　10碗（2.5公升）

做法

1. 瘦肉汆水，紅蘿蔔去皮切塊，其餘材料洗淨。
2. 將所有材料放入煲內，加清水，大火煲滾，轉小火煲1.5小時，加鹽調味。

功效

清熱解毒，祛濕止癢。針對濕熱浸淫型的濕疹患者，濕疹周邊皮膚無潮紅、手足冰冷、大便溏爛者不宜。

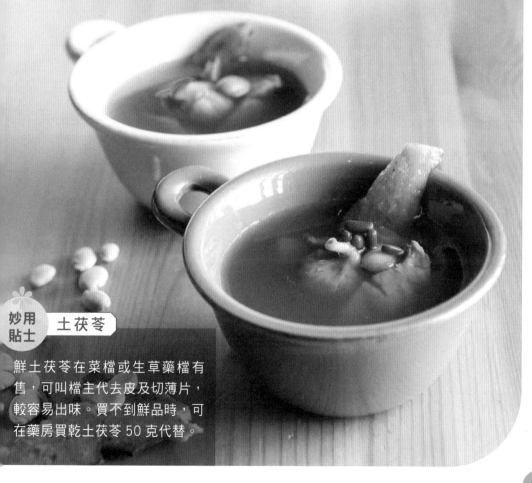

妙用貼士　土茯苓

鮮土茯苓在菜檔或生草藥檔有售，可叫檔主代去皮及切薄片，較容易出味。買不到鮮品時，可在藥房買乾土茯苓50克代替。

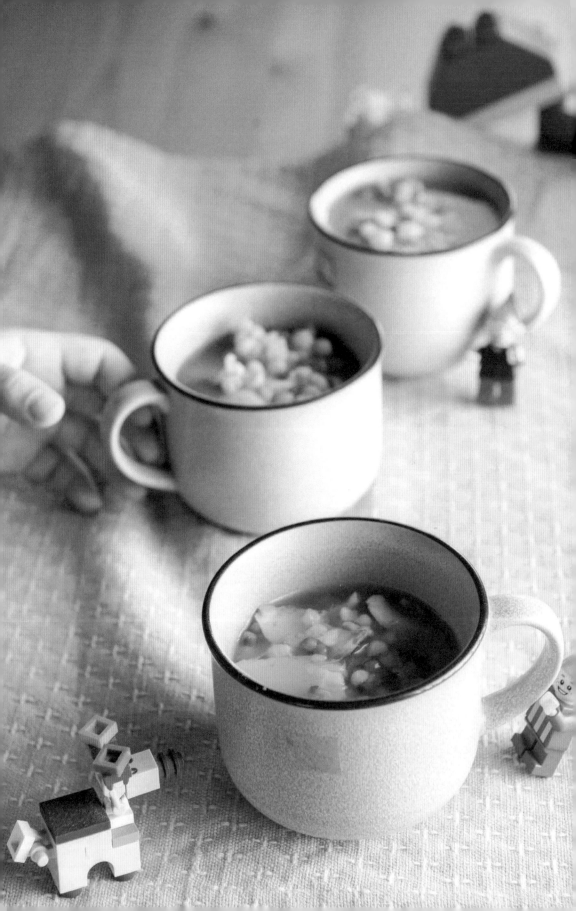

百合薏米綠豆沙

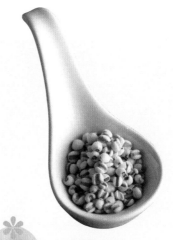

材料（4 人份量）

綠豆	200 克
生薏米	100 克
乾百合	30 克
冰糖	適量
清水	9 碗

做法

1. 生薏米、綠豆和百合洗淨、浸泡 1 小時。
2. 所有材料加入清水，大火煲滾後改小火煮 1 小時。
3. 加入冰糖攪溶即成。

功效

健脾祛濕，清肺安神。適合濕熱浸淫及脾虛濕蘊型濕疹。如皮疹潮紅瘙癢，輕微皮疹、水皰等。

妙用貼士　生熟薏米

生薏米性味甘、淡，微寒。可利水滲濕，健脾除痹，排膿消癰。薏米既能健脾，又能清熱滲濕，故適用於脾虛有濕熱的濕疹情況。又能排膿，對濕疹有小水皰或少量膿點時亦有一定作用。

注意，用於濕疹上，我們多用生薏米，若用於健脾止瀉上，一般用熟薏米。另外，不可用洋薏米取代生薏米。洋薏米是去皮的大麥仁，即中醫常用的麥芽，有消滯開胃作用，但不能清熱祛濕，對濕疹的作用不如生薏米。

第一章　細說常見兒科病

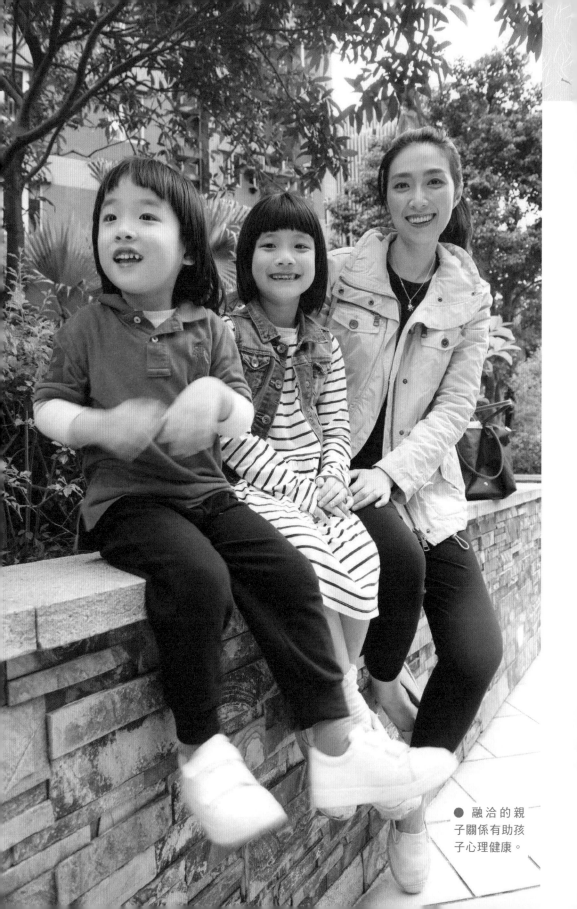

● 融洽的親子關係有助孩子心理健康。

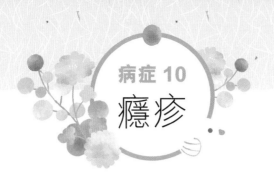

癮疹

眼前的思思，腹部、手腳起着一塊塊淺色紅疹，淡淡淺淺的。思思媽媽拿出手機說：「思思這幾晚紅疹癢得很厲害，晚上痕得難以入睡，但每到早上又退了，我們昨晚拍了照片呢！」

我看着相片中的皮疹形狀不規則，有些粉紅、有些鮮紅，高高突起，像蚊子叮過一般。從照片看來及媽媽敍述的特點來說，診斷很明顯，思思患上的是風疹，西醫稱之為「蕁麻疹」。

癮疹善行數變　與風邪相似

中醫觀察此病來得快及退得快，它的特性與六邪之一的「風邪」的特性很相似，風是「善行數變」，即風邪致病，發病速、變化快、起止不定、病位遊走不定。風疹的發作與消退的速度快、部位多變、時隱時現；所以稱為「癮疹」，或「風疹」，即俗稱「風癩」。

癮疹形成原因與人體免疫系統受刺激有關，導致血管內的肥大細胞（Mast Cells）與釋放出大量的組織胺（Histamine），令皮膚出現風疹、風團塊或血管性水腫，引起痕癢、灼熱或刺痛。一般而言，人體於晚上會有較多的組織胺，所以患者的風團通常會在晚上發作，且特別痕癢，有時甚至無法入睡。多在 24 小時後，因組織胺慢慢回落，風疹又會自行消退，但其後皮膚又起風疹，反覆發作。

第一章　細說常見兒科病

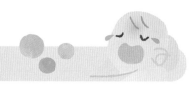

拆解癮疹謬誤

有研究指,高達 20% 人終生會患上一次風疹,但不少人對它認識不深,有不少意見與誤解:

謬誤 1:出風疹,用片糖煲水抹身便可以止痕、消紅疹。

答:錯!癮疹雖然發在皮膚上,但病位不在皮膚上,而與身體內部氣血陰陽不平衡所引致,片糖水雖有一定保濕作用,卻不能改善體內的失衡問題。同時,片糖水保濕作用亦不及市面上常見的甘油、乳霜或油分的保濕作用強。

謬誤 2:不能吹風,快多穿幾件衣服,免被風吹。

答:一半對一半錯!急性癮疹患者多數與食物過敏相關,不是吹風所引起,穿衣保暖不能改善癮疹。但對部分慢性風疹,如寒冷性蕁麻疹(Cold Urticaria)患者來說,寒風可以誘發他們起隱疹。雖然保暖不能根治他們的病情,但至少能暫時紓緩症狀。

謬誤 3:出風疹,用芫茜水外洗,便會好轉。

答:錯!答案與謬誤 1 類似,芫茜水不能改善身體內部的失衡。從中醫角度,芫茜味辛、性溫,可以消滯、開胃及透疹作用,主要用作水痘要發未發,將水痘透發出來。對熱症患者不適合,另外亦有部分人對芫茜過敏,外用芫茜水可能會加重風疹,家長不可不慎。

癮疹分急、慢性

區分癮疹屬急性還是慢性，兩者最大分別在於持續的時間。「急性癮疹」來得快，去得也快，常常突然發得全身都是，但半天至一天便會消退，雖然隔天可能在其他部位又冒出一些新的風團風疹出來，但不會超過 6 週。

除時間性外，急性癮疹多數是由於食物中有致敏原所致，只要找到患童過敏的食物，避免再進食後，通常很快就會痊癒。國內幾項研究指出，兒童癮疹多為急性，並與食物過敏及感染有關，癮疹最常伴有腹痛或腹瀉，其次為上呼吸道感染症狀。

一旦症狀持續且反覆發作 6 週以上，就稱為「慢性癮疹」，慢性癮疹患者較少，發病率約為 0.05-3%。這類患者通常不是食物過敏所致，病因多樣而複雜，至今尚未全部清楚，但多與遺傳因素、免疫系統疾病、體內感染（如胃幽門螺旋桿菌、腸道寄生蟲等）、精神狀況及壓力等有關。

致敏食物不亂吃　防止禍從口入

中醫經常提醒皮膚病患者戒口，這是因為很多食物都是皮膚病的致敏源，對於急性期的癮疹患者，只要我們遠離致敏食物，能有效防止癮疹的出現。另外，在癮疹發作期間，詳細記下吃過的食物，若癮疹再次發作，記錄便有助找出成因。容易造成過敏的食物包括：魚、甲殼類，如蝦、蟹、貝殼類海鮮；中醫稱的發物，如牛羊、鴨鵝、筍、菇；高蛋白質食物，如牛奶、芝士、蛋等。

引起癮疹的常見成因

除了食物外，有可能誘發或加重癮疹的因素還包括：

藥物	阿士匹靈、抗生素、止痛藥。
氣溫	冷熱、溫差。
物理壓力	過緊的衣服、衣服的橡筋邊、提重物。
情緒因素	過高學習或考試壓力、親子關係不和、情緒有大波動。
其他	直接曝曬、汗水、化妝品、乳膠、動物毛屑、塵蟎等。

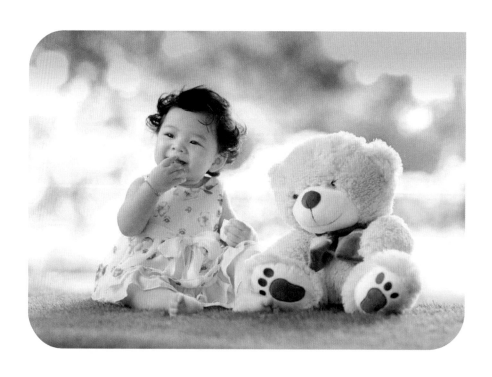

中醫治療癮疹成效佳

癮疹的病因複雜，中醫認為本病由於稟賦不耐所致，與遺傳因素及體質有關。再因衛外之氣不足，受風寒、風熱之邪影響肌膚，亦或因患者飲食不規律、導致腸胃濕熱，鬱於肌膚；或因患者體虛、氣血不足，風從內生；亦可因患者長期心情抑鬱，情志不舒；患者居住環境潮濕等，而致風邪結於肌膚而發為癮疹。

常見證型	症狀
風寒型	主要起於頭、面、手、腳，顏色微紅，遇風或者天氣寒冷時病情會加重，天氣稍溫時，病情會隨之得到緩解。
風熱型	起無定處，發病快，皮疹顏色非常紅，患處灼熱難耐，並伴有發熱，咽喉腫痛等；遇熱時病情會加劇，遇冷時病情則會得到緩解。
脾胃型	皮疹反覆發作，久治不癒，患者多有脾胃虛弱，症狀表現為胃脹噯氣消化不良，腹痛便泄。
血虛型	反覆發作，久治不癒，發病時間多在午後或夜間，且夜間和疲勞時病情加重，同時伴頭暈，易劫，心悸易驚，睡眠質素差等症狀。
肝氣鬱結型	皮疹反覆發作，久治不癒，情緒起伏不定，胃脹納差，睡眠不佳，壓力起重或緊張時風疹會加劇。

臨床上癮疹患者的症狀更為複雜，或為以上幾種的混合體，臨床需以病者的具體情況，加減用藥，以達最佳效果。中醫治療方法以中藥內服為主，根據患者的皮疹顏色、型態、發作部位和規律等開立中藥，改善體內臟腑、氣血陰陽平衡，消除癮疹的內在因素。另外，針灸對癮疹有較佳效果。根據國內對癮疹的中醫藥臨床研究，中藥的有效率約 86-90%，臨床療效顯著。

小心癮疹孩子出現這些情況

一般來說，癮疹雖然惱人，發作起來又刺又癢，但身體不會有太大影響，除了少數會出現的全身過敏性反應（Anaphylaxis），如患童的口唇或舌頭腫脹，出現呼吸困難，進食抗敏感藥後不能立刻緩解時，會有窒息致命的危險，必須立刻到急症室求醫。

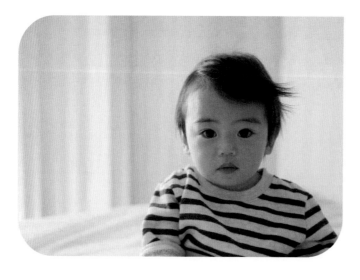

● 想孩子肌膚幼嫩，家長宜多關注他們日常接觸的用品是否致敏物。

紫蘇生薑茶

材料

紫蘇　　5 克
生薑　　3 片
紅糖　　適量

做法

材料洗淨。所有材料加水，大火煮滾，轉小火煮 20 分鐘，加紅糖調味即可。

功效

疏風解表，改善風寒型的癮疹病人怕風、手足冷情況。

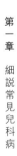

銀菊薄荷露

材料

金銀花　　10克
杭菊花　　10克
薄荷　　　3克
清水　　　2杯（500毫升）
冰糖　　　10克

功效

生津解毒、清熱祛風，改善風熱型的癮疹口乾、膚熱痕癢的病況。

做法

1. 材料洗淨。
2. 杭菊花及金銀花加水，大火煮滾，轉小火煮20分鐘，加薄荷後熄火焗3分鐘，加冰糖調味即可。

注意

蠶豆症（G6PD）患者忌用。寒底，即怕冷、易倦、有貧血情況、容易頭暈腹瀉者、手腳冰冷人士不適合。

小知識　金銀花

性味甘、寒。可清熱解毒，疏散風熱。常用於外感風熱，出現咳嗽、發熱、頭痛的人士。亦可用於皮膚腫痛瘡癤初起，屬風熱型，患處出現紅腫熱痛的情形。

小知識　杭菊花

性味辛、甘、苦，性微寒。有疏散風熱，平肝明目，清熱解毒之功用。

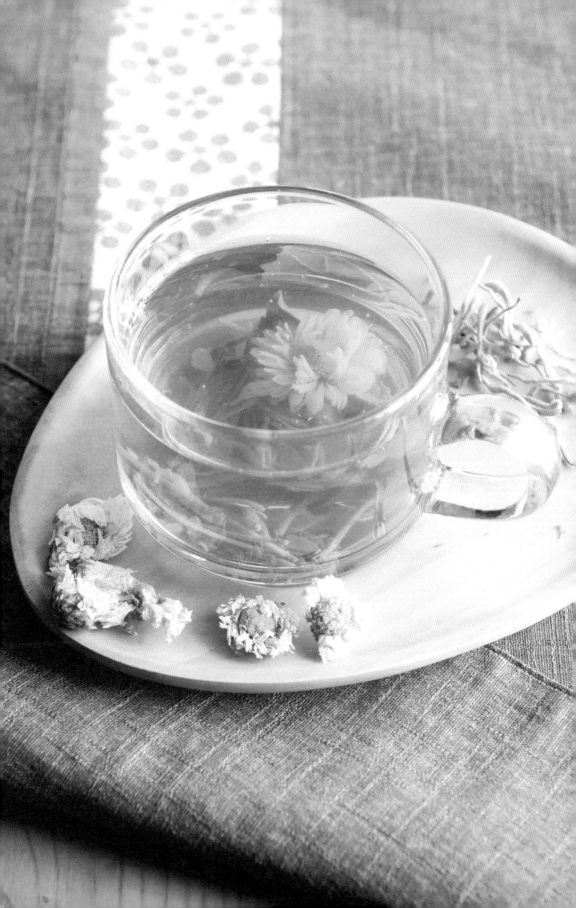

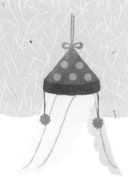

第二章

辨清體質
未病先防

觀察孩子舌頭
看懂身體訊號

中醫講究望、聞、問、切四診用以收集病人的症狀、體徵與病史的收集，辨別疾病原因及下藥。四診中的望診，是對病人全身或局部進行觀察，望舌就是在這基礎上對舌頭的外觀、形態、顏色、舌苔等進行觀察及加以分析，以了解病人的身體情況。

孩子身體的情況亦能通過他們的舌象表現出來，爸媽若學會如何看懂孩子的舌象，便能很直觀、簡單地知道孩子的身體變化。傳統的舌診內容較多，亦較為複雜。我簡化了舌診內容，供各位爸媽輕鬆學會。

想學會看舌，先要知道正常舌象，中醫所説的「淡紅舌、薄白苔」。舌色淡紅；其胖瘦大小適中，無異常形態，活動靈活，舌苔薄白潤澤，顆粒均勻，薄薄地鋪於舌面，乾濕適中等。

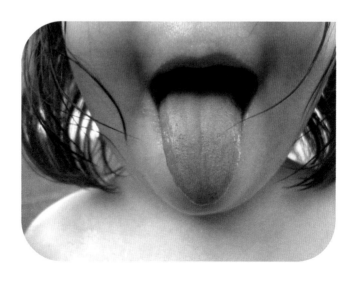

以臟腑分屬舌診部位

在舌診中，舌頭的不同部位代表着人體的五臟六腑；簡單地說，舌頭像人反轉的人體。人體的心肺居上部，舌尖主心肺；脾胃居人體中部，故舌中部主脾胃；人體雙腎位於下，故以舌的根部來代表腎；而舌邊代表人體的肝膽。

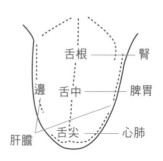

● 舌頭各部位代表臟

這時，結合舌色、舌苔便可大概知道孩子的身體情況。例如，父母帶不少睡眠差的孩子過來看診，舌頭一伸，舌尖紅紅的，這時便知他心火重了，再問父母孩子是不是脾氣也特別差。父母都會點頭說：「醫師你真厲害！最近孩子易發脾氣，忟忟憎憎的。」

● 舌色

舌質的顏色。一般可分為淡白、淡紅、紅、紫、青幾種不同顏色。除淡紅色為正常舌色外，其餘都代表有病之舌色。

	舌色	解讀
淡紅舌	舌色白裏透紅，不深不淺，淡紅適中。	正常舌色，代表健康正常。
淡白舌	舌色比淡紅舌更為淡。	虛寒或氣血不足，代表身體虛弱及不足的狀態。
紅舌	舌色鮮紅，較淡紅舌為深。	主熱。
紫舌	帶紫暗之色，甚至帶紫青黑之瘀點、瘀斑。	主氣血運行不暢、形成瘀阻。若淡白而紫則為陽虛寒凝。
青舌	舌色如皮膚暴露之「青筋」，全無紅色，稱為「青舌」，古書形容如水牛之舌。	主寒凝陽鬱，或陽虛寒凝，或內有瘀血。主病之深重，極少見到。

● 舌形

舌體的形狀，包括老嫩、胖瘦、裂紋、芒刺、齒痕等。

	舌形	解讀
蒼老舌	舌質紋理粗糙。	實證。多在感染病急性期見蒼老舌。
嬌嫩舌	舌質紋理細膩，其色嬌嫩，其形多浮胖。	虛證。 香港兒童常見嫩舌。
胖大舌	舌體較正常舌大，甚至伸舌滿口，或有齒痕。	痰濕阻滯。
瘦薄舌	舌體瘦小扁薄。	氣血兩虛或陰虛火旺。
芒刺	舌面味蕾增大，高起如刺，摸之刺手。 若芒刺多至整舌均有，舌色鮮紅者則等同現代醫學所稱的「草莓舌」*。	邪熱亢盛。
裂紋	舌面上有裂溝，而裂溝中無舌苔覆蓋。	精血虧損。
齒痕	舌體邊緣有牙齒壓印的痕跡。 齒痕常與胖嫩舌同見。	脾虛或濕盛。

注意：

若孩子出現草莓舌及高燒，可能是「川崎病」或「猩紅熱」等疾病所致，可引起嚴重的併發症，應立即就醫。

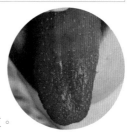

● 草莓舌的舌頭紅腫發紅。

● 舌苔

苔色，即舌苔的顏色。一般分為白苔、黃苔、灰苔和黑苔四類，及兼色變化，由於苔色與病邪性質有關。所以觀察苔色可以了解疾病的性質。

	苔色	解讀
白苔	薄白苔	正常。
	舌淡苔白	裏寒證或寒濕證。
	白苔厚如積粉，乾燥。	熱證。溫熱病初起。
黃苔	淡黃薄苔	熱證初起。
	深黃、焦黃	熱證較重。
灰苔	淺黑色，也可與黃苔同時並見。	裏熱實症。
	舌淡，苔灰而潤。	痰飲內停或寒濕內阻。
黑苔	苔黑而燥裂，甚至生芒刺。	為熱極，水液枯竭；苔色越黑，病情愈重。
	苔黑而滑潤，舌質淡白。	為陰寒內盛，水濕不化。

望舌細節知多 D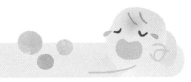

伸舌姿勢：望舌時，孩子把舌頭伸出口外，盡量伸出整個舌頭。嘴巴要盡量張開，伸舌要自然放鬆，不能過分緊張或用力，舌面應平展舒張，舌尖自然向下垂。

光線：最理想是在天然陽光下，但有時未必在日間看舌，又或室內日光不足，應在柔和的光線下，光線不能偏黃或偏白。舌頭應面向光亮處，方便觀察。避開有色的反光物，有時注意小童若穿着深色或鮮艷的衣服，亦會反光，影響舌頭的顏色，可用一白紙在舌頭邊隔開衣物顏色的反射。

飲食：盡量避開剛飲食後的時間作舌診。因食物或藥物的顏色會使舌苔染色，出現假象，稱為「染苔」，如果父母察覺不到，會容易「擺烏龍」，而誤判病情。例如，臨床上曾見過病人舌苔中間有黑漆漆的圓形，傳統舌診出現這情況只有病入膏肓的重症病人才會出現黑苔，這些黑苔我以往只在中醫院的住院重症病人看過。病人此時能自行到我診所，肯定未有這種程度的舌苔，一問之下，果然病人因咽癢咳嗽，含着八仙果到診。

吃完辛辣或熱食後，咀唇及舌頭亦會變得紅紅，看着亦很像上火、熱氣的樣子。如果不仔細觀察，舌診是很易受外物影響的，所以最好避免進膳後才看舌，否則診斷便會不準，看了也是白看。

每天清早觀察舌頭

想了解孩子的體質，及觀察其身體狀況的轉變，父母可在每天早上起床後觀察舌頭，以便更易掌握孩子舌頭及身體每天的小轉變並留意孩子的飲食、生活習慣，配合舌診的日常觀察，就能直觀地知道孩子的健康狀況，以及為他打造最合適的生活和飲食方式。

看清小兒指紋
知曉疾病狀況

不少人對看中醫的印象便是給醫師摸脈，這是醫師用手指按病人手上的脈搏，診察脈象，稱之「脈診」。通過脈診，醫師能診察病人不同的脈象，以了解病情，診斷疾病。對成人使用脈診，對兒童病人又能否使用脈診呢？

診小兒脈，與成人不同，因小兒手臂短，脈部狹小，醫師診脈多以一指總候三部，偶用兩隻手指便可，不需像成人脈診般三指並用。

對於更年幼的孩子來說，由於發育未全，手腕上的脈管較不易摸。而孩子又難以久坐，常常動來動去，他們看到穿白袍的醫師，有時會萌生無名的恐懼，總被嚇得哇哇大哭。孩子情緒一激動，脈象亦會跟着變化，使醫師難以用脈診判斷患兒病情。所以對於 3 歲以內的小兒，我們用觀察小兒指紋的方法，取代一般脈診，藉以觀察孩子的身體狀況。

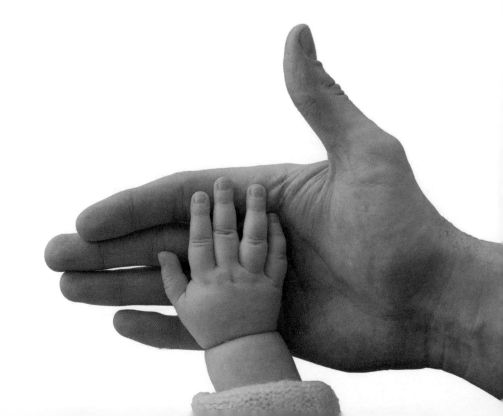

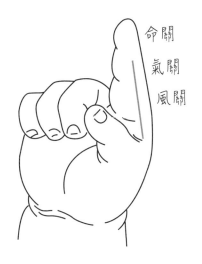

命關
氣關
風關

營造輕鬆氣氛　減輕孩子恐懼感

嬰幼兒皮膚薄嫩，皮膚靜脈易於顯露，指紋容易觀察。醫師診症時可以跟小兒聊聊天，跟他們説「握握手，做個好朋友」，友好的説話及玩耍般就可以讓孩子放下戒心及恐懼，讓醫師拿着小手，看他們的指紋。

小兒指紋就是以往醫家的經驗的累積，醫家使用小兒指紋的診法記載，最早始於唐代，及後慢慢經過歷代醫家的補充，逐漸完善了小兒指紋的系統。

小兒指紋，説的不是手指頭上的螺旋紋；而是表現於兩手虎口位，食指近姆指一側皮下的淺表靜脈血管。這套觀察小兒指紋的隱露、淡滯、色澤、形狀及顏色的變化，來診察疾病的方法，稱為「指紋診法」。

指紋分「風」、「氣」、「命」三關，食指靠近掌部的第一節為「風關」，第二節為「氣關」，第三節為「命關」。小兒指紋非常直觀，便於診察，但不是診斷的唯一依據，在臨床上醫師還要配合望診、問診、聞診，還要判斷孩子生病的原因及病情。

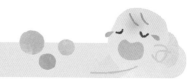

如何望小兒指紋？

父母用一隻手的食指和拇指輕輕握住孩子的食指末端，再用另一手的大拇指在孩子的食指掌側，從命關向氣關、風關推幾次，用力要輕柔均勻，使指紋更為明顯，便於觀察。

望指紋的臨床意義

正常指紋是，血管顏色為淺紅兼微紫，隱隱於風關之內，不大明顯，多是斜形、單枝、粗細適中。

● 紋位變化

紋位是指紋在手指出現的部位，根據指紋在手指三關中出現的部位，能反映病況，以及邪氣的深淺。

- 在風關，表示邪淺，病輕。
- 到氣關者，為病邪較深入，病情較重。
- 到命關者，是病邪深重。
- 指紋透過風、氣、命三關，一直延伸到指甲。稱為「透關射甲」。若非本身指紋一向如此，則可能提示病情危重。

● 顏色

- 紋色鮮紅，主外感風寒。
- 紋色紫紅，多主熱證。
- 紋色淡紅，多為內虛寒證。
- 紋色青，主風證或痛證。
- 紋色青紫或紫黑色，是血液、血液循環受阻。
- 紋色淡白，多屬脾虛、氣虛、氣血虧虛。
- 指紋色紫，推之不暢，恢復緩慢，主實邪內滯，如食積、痰濕、瘀熱等。

● 形態

- 指紋浮而明顯的，主病在表，例如一般感冒，又或輕症。
- 沉隱不顯的，主病在裏，病位較深，疾病難以速癒。
- 紋細而色淺淡的，多屬虛證，即正氣不足。
- 紋粗而色濃滯的，多屬實證，即邪氣旺盛。

從以上三方面，客觀地辨識小兒指紋，能判斷孩子身體的氣血之盛衰，病邪的性質和深淺，以及預測疾病的發展、轉歸等情形。除了生病外，建議父母平日可以對孩子的指紋多作觀察，以了解孩子平日的身體情況。

謹記小兒指紋不能作為診斷的唯一準則，尤其若孩子生病時，臨床醫師必定會配合望、聞、問，切，四診合參，了解患兒的整體情況再加以綜合分析，才能作出全面正確的診斷，不可以偏概全。

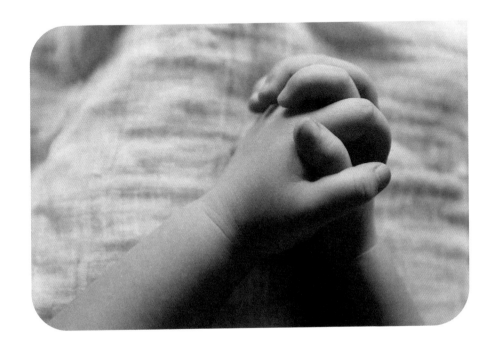

從大小二便 窺看孩子健康

「做人父母甚艱難」這句説話應該不少家長都會同意吧！平時照顧孩子生活起居已經非常費神，若孩子生病了，家長更加心情煩躁不安，擔心不已。想了解孩子體質和健康，原來連孩子的大小二便都不能放過，家長的難處又要加多一項了。

大小二便，看似只是身體的廢物，實則蘊含了不少身體的訊號在內，家長讀懂了，才能更好地照顧孩子。

帶小孩看中醫，醫師必定會問孩子的二便情形。中醫問診的《十問歌》中，就有「一問寒熱二問汗，三問頭身四問便」，此處的「便」字就是指大小二便。尤其是對着還不會説話的嬰兒，又或是仍在牙牙學語的小孩子，家長或醫師要問他們有否不舒服，哪裏不舒服，只會徒勞無功，所以兒科又稱「啞科」。想了解孩子健康狀況，直觀的二便觀察法在兒科是非常重要的。現在，就跟我一起學學二便觀察法！

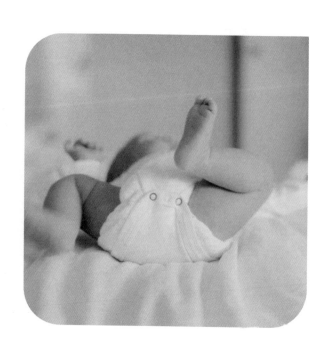

大便性質形態竟蘊含健康訊息！

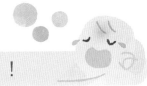

望大便，主要是觀察大便的顏色及便質、便量。對較年幼的嬰兒來説，我們就要觀察他們的尿片。

- 正常的大便顏色啡黃，呈條狀，軟硬適中，容易排出。1 至 2 日有一次大便。

- 大便清稀如水樣，又或似「糊仔」，帶有難以消化的食物，糞便無明顯臭味，多屬寒瀉。

- 大便色黃，稀清，帶有惡臭、酸餿味重者，多屬熱瀉、食滯或消化不良。

- 大便燥結乾硬，或一粒一粒乾結如小石，排出困難，多為熱症或陰血不足。

- 大便色白，或灰，伴有孩子眼白及皮膚變黃等黃疸症狀，可能是膽結石、膽道阻塞或肝炎等引起，必須立即求醫。

- 大便若呈現黑色，且便質稀爛，則代表胃出血；因為經過胃酸中和後，血液會被代謝成黑色。但有時可能是吃了含鐵較高的食物，如牛肉、肝臟或動物血，如豬紅等食物所致。

- 大便溏爛，夾有膿血，如紅莓果醬，且兼腹痛，中醫認為濕熱夾瘀。可能是痢疾、腸炎，甚或腸套疊，不可忽視。

- 大便出血，可由於肛裂、痔瘡或嬰兒尿布疹等皮膚損傷等引起。雖然較為少見，但孩子亦會生痔瘡，多為外痔（即肛門外可見到小腫塊），多數與便秘相關。另外，有些是因為如廁時閱讀或看電子屏幕所致。

不同小便情況代表甚麼意思？

小便的不同，代表着身體情況。作為家長，日常觀察孩子的小便，需要注意顏色、尿質和尿量的變化。

- 正常小便顏色淡黃，清淨不濁。

- 小便清長量多，又或多夜尿情形，伴有怕冷、手腳凍，多屬寒證。

- 小便量少，色深如黃橙色，有時伴有尿道灼熱疼痛，多屬熱證。

- 尿渾濁如洗米水，或帶有油脂，是為膏淋或尿濁；導致原因很多，最常見的是蛋白尿，其他原因包括血尿、尿道感染、糖尿及尿液濃縮、乳糜尿等。

- 尿液有砂石，小便困難而痛，中醫稱為「石淋」。即腎結石、膀胱或輸尿管結石引致的小便問題，兒童尿道結石越來越常見，在亞洲，兒童尿道結石症患者由 1% 增加至 5%。

- 尿中帶血，為尿血，多屬下焦熱盛，熱傷血絡；尿血，伴有排尿困難而灼熱刺痛者，是血淋，最常由於急性尿道感染引起。女童由於尿道較短，患急性尿道感染的情形較男生為高。

- 尿液深黃，如濃茶色，伴有眼白及皮膚變黃等黃疸症狀，可能是膽結石、膽道阻塞或肝炎等引起。

注意：有時大小便的顏色，亦會受飲食影響。若攝取大量紅蘿蔔、或維他命 B 就可能出現橙黃色尿液；大量進食甜菜頭、紅色火龍果等食物，有時會引致紅色的尿液或紅色的大便。這些情形引起的二便顏色失常與健康無關，父母不用擔心。

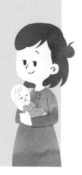

了解兒科中成藥

近年來，大量「開奶茶」、「七星茶」、「保嬰丹」的廣告充斥電視、港鐵、巴士廣告板上。強勁的廣告攻勢下，不少家長對這些中成藥都有種躍躍欲試的衝動。門診常有父母詢問孩子是否適合服用此類中成藥，要知道答案，最先要弄清楚此三種藥物的成分與功用。

七星茶和開奶茶

「七星茶」是廣東一帶廣為流傳的嬰幼兒涼茶，由七種平性至涼性的中藥組成，雖然叫茶，其實是一種清熱、消滯、祛風為主要作用的中藥。「開奶茶」則是在七星茶的基礎上，再加上多種清熱、消滯、開胃的中藥。顧名思義，是希望嬰幼兒飲用開奶茶後，胃口改善，可以多多喝奶、增加飯量。初時，開奶茶主要流行地區是以香港為主，隨着廣告的影響，國內及海外華人對此藥則愈益關注。

雖然「開奶茶」與「七星茶」的組方藥材以清熱成分為主，而不同藥房或不同品牌的配方會稍有不同，市面上出售的藥物，大多沒有列明每種藥材的實際用量、不同年齡兒童應服用的份量。而家長未必認知每種藥材的實際作用，挑選時只能人云亦云，未必能按自己嬰兒的需要而選擇。

以下列舉市面一些常見的中成藥配方給大家參考：

七星茶	
藥物組成（常見配方）	薏苡仁、谷芽、山楂、淡竹葉、鈎藤、蟬蛻、甘草。
功效	清熱定驚消滯。

開奶茶	
A 牌雙料開奶茶	
藥物組成	薏苡仁、赤小豆、山藥、茯苓、白扁豆、麥芽、淡竹葉、葛根、雞內金、橘皮。
功效	清熱解毒、疏風消滯。
B 牌開奶茶	
藥物組成	山藥、益智仁、薏苡仁、茯苓、葛根、赤小豆、橘皮、淡竹葉、麥芽、雞內金、白扁豆、桔紅、桑葉、低聚果糖、甜菊糖苷。
備註	後兩者低聚果糖、甜菊糖苷為甜味劑。
功效	清熱解毒、健脾祛濕，疏風消滯。
C 牌開奶茶	
藥物組成	太子參、北沙參、茯苓、山藥、炒白扁豆、炒山楂、炒麥芽、陳皮、炒白芍、麥冬、煨葛根。
功效	健脾祛濕，益氣養陰。
D 牌開奶茶茶包	
藥物組成	薏米、小麥、淡竹葉、粟米芯、熟薏仁、麥芽、穀芽、燈芯球。
功效	健脾祛濕，開胃消食。

保嬰丹	
A 牌保嬰丹	
藥物組成	麝香、牛黃、珍珠、冰片、防風、竹黃、鈎藤、全蠍、薄荷、蟬蛻、川貝、鬱金、天麻、琥珀、麻黃、黃連、重樓、礞石、膽星、半夏、僵蠶、白礬。
功效	清熱除痰、開竅熄風，止痙抗厥。
B 牌保嬰丹	
藥物組成	膽南星、鈎藤、琥珀、天竺黃、紫蘇葉、全蠍、僵蠶、珍珠、冰片、糖霜。
功效	清熱除痰，定驚熄風。
C 牌保嬰丹	
藥物組成	鈎藤、珍珠、琥珀、天麻、梅花冰片、天竺黃、薄荷、白朮、牛黃、人工麝香及其他中藥材等。
功效	清熱除痰、開竅熄風。

從以上資料看，不同廠商或品牌都有自己的配方，家長根本難以單從產品名稱來了解藥物真正的成分、份量構成及功效。產品的藥性由微涼至大寒均有，產品某些成分更不宜長期服用。

孩子不宜定期喝涼茶

開奶茶和七星茶都是偏涼的中成藥；説起來也算得上是嬰幼兒喝的涼茶。上一代社會經濟環境不佳及大眾醫療教育偏低，老一輩人生病了，不習慣看醫生，只會去涼茶舖喝碗涼茶，希望解決問題。而且舊時廣東一帶天氣炎熱，未有冷氣時，居家室內溫度偏高，嬰幼兒體質偏熱為主，適量飲涼茶對當時的孩子是無大問題的。習慣一代傳一代，不少長輩仍慣常地每天或每星期定時幾次以開奶茶加入奶粉沖調給孩子飲用。

時至今日，家家戶戶都普遍有冷氣，有些孩子還愛吃冷飲、雪糕等偏寒涼之物，體質轉變後，就不宜經常喝涼茶，否則會致脾胃陽氣受損，脾陽不振，身體吸收，消化功能減慢，而出現胃口差、胃脹、腹瀉，若果不考慮體質而長期飲用，甚至會影響孩子成長。

保嬰丹是救急藥　不是保健品

保嬰丹的藥材成分明顯較開奶茶、七星茶更為複雜，亦更寒涼。當中的藥物如黃連、重樓、牛黃、膽星均是性寒涼的藥物、功能清熱解毒；全蠍可息風止痙，有毒性；礞石、白礬是礦物類藥物，可能含有重金屬，不宜長期服用。

保嬰丹在嬰幼兒身體出現嚴重疾病，而表現為熱毒深重，患者見高熱、神志不清、昏迷，抽搐痙攣時採用。因為是針對病情急，病勢重的疾病之治療藥物，所以藥性偏頗，效力強大應在醫師的指導下使用。若服用保嬰丹後患兒情況好轉，醫師亦會轉用其他藥方治療，而較少長期使用保嬰丹。

現今父母弄錯了保嬰丹的使用方法，不按嬰兒的體質，亦不在患兒有熱症的情況下使用，更甚的是，視保健藥物為定時給予患兒使用，便大錯特錯。情況較錯用開奶茶、七星茶更為嚴峻，父母不可不慎！

高糖易蛀牙易致肥

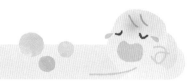

世界衛生組織建議 12 個月以下嬰幼兒應避免進食含蔗糖產品，及禁止食品生產商在 3 歲以下嬰幼兒食品或飲料中添加糖分。

市面上的七星茶、開奶茶或保嬰丹，大多在產品中添加了蔗糖或葡萄糖，用糖的甜味以吸引嬰兒飲用。大部分的開奶茶有較高含量的蔗糖，蔗糖因不能直接吸收及不易消化，常飲用易使糖分吸收增加，熱量過剩，造成肥胖。某些產品則標榜不含蔗糖，巧妙地加入葡萄糖使產品帶有甜味，其實葡萄糖也是糖，屬於單糖，能快速吸收，使血糖快速上升，對嬰幼兒來說不是好處。另外，葡萄糖提供熱量與蔗糖無異，多喝亦會致肥，亦易引起蛀牙。

嬰幼兒時飲用高糖的開奶茶，會令嬰兒習慣進食甜食及變肥，並增加脂肪細胞數量，增加長大後變胖的風險，及更難減肥。幼年時高糖飲食會導致肥胖、2 型糖尿病、高血壓及高膽固醇等慢性疾病。

合理使用中成藥　不應道聽途說

藥物其實無分好與壞、貴或賤，只分用對，還是用錯。家長不應道聽途說，隨便使用中藥，要按孩子的體質及病情挑選。若孩子有「熱氣」的情形，會出現煩躁、眼屎黃綠、口臭、腹滿脹實、大便乾結、尿黃、舌紅、唇紅、手心熱、不怕冷等表現。這情況可以使用傳統配方的七星茶，但亦不宜長期服用，中醫說「中病即止」，即當熱氣症狀消失，便應停藥。

若孩子平常體質虛弱或偏寒，易感冒、多汗、手足冷、胃口不佳、大便溏爛、不太臭兼夾難消化食物等症狀，就不宜自行飲用涼茶或涼性藥物。另外，若服用以上藥物後，病情並無改善，又或一旦出現腹瀉、胃口差，反胃等症狀，應停止服用。如有懷疑，應諮詢註冊中醫師意見。

孩子有蠶豆症
可以服用中藥嗎？

不少父母都有聽過蠶豆症或 G6PD 缺乏症這名稱，但具體是甚麼，就不是人人都清楚。蠶豆症在醫學上的正式學名為「葡萄糖 -6- 磷酸脫氫酶缺乏症」(Glucose-6-phosphate Dehyrogenase Deficiency，簡稱 G6PD 缺乏病)。葡萄糖 -6- 磷酸脫氫酶缺乏症是一種保護紅血球的酵素，令紅血球不容易受到破壞。

患有蠶豆症的患者，因為遺傳因素，身體缺乏製造 G6PD 的基因，而缺乏這種酵素。當蠶豆症患者因身體生病受到嚴重感染，又或服食或接觸了某些藥物或化學物質時，體內大量紅血球便會受到破壞，造成急性溶血現象，紅血球被破壞時會產生膽紅素，並會引致貧血和黃疸。

患有嚴重黃疸的初生嬰兒如得不到及時治療，過量的膽紅素會積聚在腦部，對腦細胞造成永久損害，引致聽覺受損、智力發展受阻、肌肉痙攣、最嚴重的甚至會導致死亡。

蠶豆症可以治癒嗎？

蠶豆症患者因為缺乏基因，導致身體不能產生 G6PD，所以沒有藥物能治療此病症，然而蠶豆症患者只要避免接觸這些特定藥物或化學製品，身體便與正常人無異。

蠶豆症在香港並不少見。根據新生嬰兒篩查計劃的數據顯示，香港的新生男嬰中，每 100 人中就有 4 至 5 人患有此症，而新生女嬰中則每 1,000 人便有 3 至 5 人患上。

蠶豆症患者以男性居多

蠶豆症是一種遺傳病，其遺傳基因是位於第 23 對性染色體中的 X 上，其遺傳模式為「性連鎖隱性遺傳」。男性的染色體是 XY，女性的是 XX。因男性只有一個 X，當 X 有問題時，就必定會有蠶豆症。因為女性是 XX，當其中一個 X 有缺陷時，另一個 X 上的基因仍可製造 G6PD，她就變成不會有病徵，但攜帶基因的隱性基因攜帶者。

當這個女性懷孕時，她作為女性基因攜帶者，有一半機會將蠶豆症基因遺傳給下一代。她的兒子會有 50% 機會患上蠶豆症；而她的女兒則會有 50% 機會成為蠶豆症的基因攜帶者。

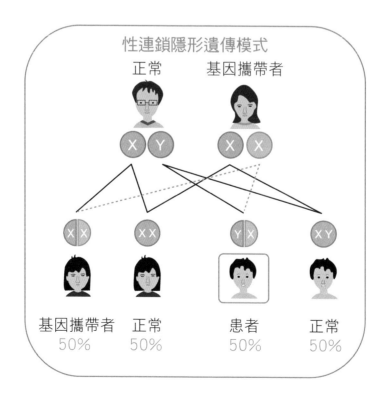

怎樣知道孩子患上蠶豆症？

自 1984 年開始，蠶豆症已被列為新生嬰兒例行篩檢的檢查項目、衛生署會免費為所有在公立醫院出生的嬰兒提供臍帶血篩查。確診蠶豆症的嬰兒家長會收到通知，講解檢查結果及提供相關的健康輔導。

如果蠶豆症患者發病，體內大量的紅血球受到分解，就是所謂的急性溶血現象。紅血球因受到大量破壞而來不及補充，會造成急性或嚴重貧血，病人會顯得面色蒼白及虛弱。另外，因大量紅血球分解會釋出大量膽紅素，形成黃疸。患者的皮膚及眼白會變黃，亦會排出如普洱般濃茶色的小便。

如家長留意到以下徵狀，必須立即求醫：

新生嬰兒
黃疸
不肯進食
神情呆滯
過度渴睡

小孩子
黃疸
面色蒼白
疲倦
呼吸不暢
心跳加速

孩子有接受中醫藥治療的權利

每位註冊中醫師，均接受過正規訓練，熟知患者不耐受的中藥種類。醫師可按患者的情況，選用患者可使用的藥物，並給予安全有效的中藥。所以，患者父母要記緊告知醫師孩子為蠶豆症患者，就可放心帶孩子往中醫師處就診了。

常用中藥至少 300 幾種，只有少部分是蠶豆症患兒不能食用的。只要避開這些中藥，及由註冊中醫師開立藥方，就可以讓孩子安心服藥。中醫重在治本，解決身體根本矛盾，如果孩子有身體不適情形，使用中醫藥治療，可以更全面地改善患兒身體不適。父母只要告訴醫師孩子情形，不要剝削孩子接受中醫藥治療、改善體質、調理身體的權利！

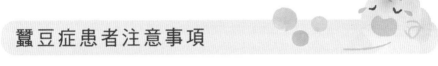

蠶豆症患者注意事項

- 避免食用蠶豆或其相關製品。

- 不應自行購買、服用任何中、西藥物；生病應求診醫生、醫師，並主動告之為蠶豆症患者。

- 患者不耐受以下中藥，如金銀花、黃連、珍珠末、臘梅花、冰片、牛黃等，亦不應自行給予保嬰丹、涼茶或龜苓膏，因當中含有金銀花、珍珠末等中藥成分。

- 避免使用樟腦丸、臭丸、某些按摩膏或跌打酒（可能含有冰片）等。

- 用母乳餵哺蠶豆症的嬰兒期應注意：母親如生病需要求診時，無論中或西醫，應告知醫生你的嬰兒患有蠶豆症，以確保醫生處方適合的藥物。

- 若發現有黃疸、茶色尿或任何蠶豆症症狀，應立即就醫。

為何孩子入幼稚園就病痛多多？

中醫認為兒童形氣未充，身體及支持身體正常活動的「氣」未充實，兩者都未發育完全，以致當一進入幼稚園時，身體對四周的病毒及細菌等免疫力不足，容易生病。

人體的免疫力取決於正氣，而正氣中的「衞氣」更是免疫力中最重要的代表。「衞氣」像守衞、護衞一樣，保護人體免受病邪侵襲。衞氣生於水穀食物，源於脾胃，行於身體表面，其性剛悍。衞氣的運行，內而臟腑，外則肌表腠理，無所不到。它既能溫養臟腑，又有溫潤肌膚，滋養腠理，啟閉汗孔等重要功能。因為這種氣以具有保衞肌表，抗禦外邪的作用為特點，所以叫「衞氣」。

中醫防病思想—— 未病前做足預防措施

寶寶生病受痛苦，父母當然想孩子身體健康，避免生病。中醫非常提倡這思想，並貫穿於中醫學理論之中，不少專著均有記載及討論。其中，《黃帝內經》就對如何防病有詳盡的論述、其防病的思想方法，稱為「治未病」。書中指出：「聖人不治已病治未病，不治已亂治未亂」，不應待生病才去治療，應於未病之前做足預防措施，防止生病，防患於未然。

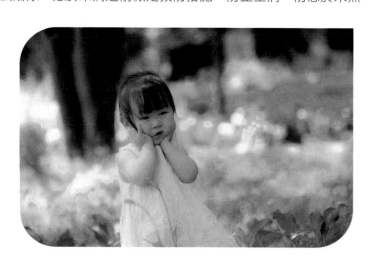

對於如何預防瘟疫，即現在我們説的急性傳染病大流行，《黃帝內經》中的《素問・刺法論》就記載了在瘟疫大流行時，君主黃帝與著名醫家歧伯之間的對話。黃帝説：「五疫之至，皆向染易，無問大小，病狀相似。」描述了瘟疫的高傳染性，無論男女老少，得之便染病。隨即歧伯告訴黃帝防範瘟疫的要訣：**「正氣存內，邪不可干，避其毒氣。」**這句話非常重要，教導我如何在流行性疾病的爆發中，採取預防染上疾病的方法，其中有兩點非常值得留意。第一點是「正氣存內」瘟疫雖然可怕，但只要加強人體正氣，病毒或病菌就不能攻破人體防線，使「邪不可干」，病邪便不能干犯我們的健康。當人體的正氣有所不足時，亦易受病邪侵害，中醫所説「邪之所湊，其氣必虛」便是這一意思，我們可以看看以下提升正氣，加強免疫力的具體方法。

甚麼方法能提高孩子抗病能力？

● 多到戶外活動

帶孩子到戶外活動，最好是風和日麗的日子，可以曬曬太陽，增強人體陽氣，氣血得通；同時日曬讓身體得以製造維他命 D，提高免疫力。另外，通過運動，可使氣行調暢，氣血流通，增強體質，減少患病。

● 確保飲食均衡有營養

簡單來説便是不偏食，飲食必須包括五穀、蔬果、肉類、蛋、奶等，為孩子提供足夠熱量及營養來源。

● 注意生活起居有常

生活要有規律。中醫非常重視起居作息的規律性，並要求人們要適應四時時令的變化，安排適宜的作息時間，以達預防疾病，增強免疫力。孩子功課繁多，很多都不經不覺做功課或溫習、默書，到深夜，這樣的起居生活是不健康的，同時對學習也有壞而無益。

孩子要有充足的睡眠時間，除了能加強免疫系統外，也能提升他們的專注力，學習能更有效率。同時，越來越多研究指出，睡眠不足及太夜入睡可能是導致專注力不足和過度活躍症（ADHD）的其中一個成因，改善睡眠的時間及質量都有可能減輕 ADHD 的症狀。

● 孩子每天應該睡多少？

年齡	建議睡眠時間（小時）
0-3 個月	14-17
4-11 個月	12-15
1-2 歲	11-14
3-5 歲	10-13
6-13 歲	9-11
14-17 歲	7-9

● 適應四時自然規律

中醫説人法自然，自然界的四時氣候變化，會影響人體，導致與四季相關的身體反應，處理不當便容易產生疾病。例如，夏日天氣炎熱，常有腹瀉或中暑等情況。又如，每年的季節性流感高峰期多發生於冬春季，1-3 月之間。只有掌握四時規律，適應天氣變化，便能避免疾病的侵害。

● 保持健康情緒

中醫説「夫上古聖人之教下也，皆謂之虛邪賊風，避之有時，恬淡虛無，真氣從之，精神內守，病安從來？」這句的意思是古時有通曉養生之道的聖人在教導百姓時，想保持健康，便要及時避開「虛邪賊風」等病邪，情緒則要保持平穩，內心空無雜念，使真氣順暢，精神內守，不受外界干擾，那裏還能生病呢？這裏強調了健康狀態對防病的重要性。

不少人以為成年人才有煩惱和情緒問題，殊不知孩子成長時亦很容易受社會因素，如親子、師生關係等影響。這些關係會影響孩子情緒，還會影響神經系統和內分泌，以至免疫能力。健康的人際關係及情緒有助維持正常的身體功能，使孩子能更佳的防禦疾病。從以上多方面了解孩子的需要，提高他們的免疫力，幫助他們「正氣存內」。

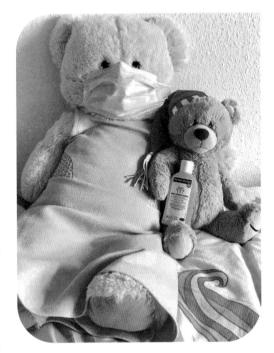

積極防範病邪的侵襲

第二點防病方法是「避其毒氣」，即提升正氣之餘，同時還要避免接觸傳染源。平時應注意公共衛生，防止環境、水源和食物污染，亦要對四時失常的天氣（中醫稱為「六淫」）、瘟疫等避其毒氣。

所謂「避其毒氣」，用我們現代的語言來說，即避免接觸病毒、細菌等病源體，例如流感中的甲流或乙流病毒，小兒常接觸到的手足口病毒等，又比如 SARS 非典型肺炎及新型冠狀病毒等。要避免感染的風險，具體措施包括：

- 疾病高發時節，避免帶孩子到人群聚集的地方，不要去遊樂場、波波池等。

- 外出或上學帶上外科口罩。正確佩戴口罩十分重要，包括在佩戴口罩前及脫下口罩後保持手部衛生；注意不要接觸口罩外邊，因可能會沾上病菌或病毒。

- 避免接觸眼、口和鼻。

- 教導孩子保持手部清潔。尤其在觸摸口、鼻或眼之前；進食前；如廁後；觸摸扶手或門把等公共設施後；或當手被呼吸道分泌物污染時，如咳嗽或打噴嚏後。

- 洗手時應以梘液和清水清潔雙手，搓手最少 20 秒，用水過清並用抹手紙弄乾。洗乾淨雙手後，不要再直接觸摸水龍頭，可用抹手紙包着水龍頭，再關上。如沒有洗手設施時，可使用含 60-80% 的酒精搓手液潔淨雙手，亦需搓手達 20 秒。

- 打噴嚏或咳嗽時應用紙巾掩蓋口鼻，把用過的紙巾棄置於有蓋垃圾箱內，然後徹底清潔雙手。

- 外出或上學後，回家馬上洗澡、換衫等。

- 當出現呼吸道感染病徵，應戴上外科口罩，不應上學，避免前往人多擠逼的地方。

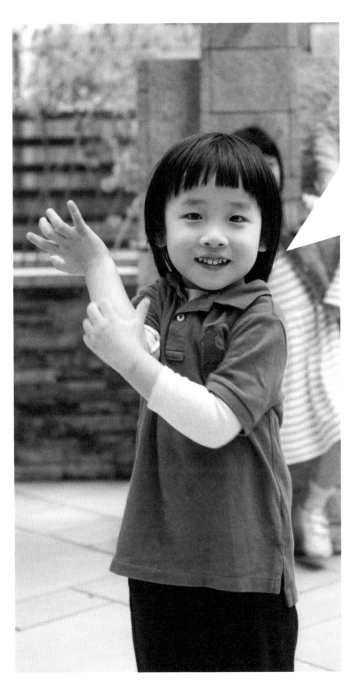

大家好！
我今年 4 歲。
大家學我一樣，定時曬曬太陽，做做運動，也能增強抵抗力，減少生病機會呢！

第三章

全面照料
減低隱患

孩子晚上呱呱叫 父母怎麼辦？

新生兒白天能乖乖睡覺，一到晚上則哇哇大哭不止，有些是時哭時止，有時則是每晚定時定候哭鬧，這種情況中醫稱為「小兒夜啼」，多見於新生兒及 6 個月大內的嬰幼兒。父母擔心孩子身體之餘，小兒夜夜哭鬧又會影響家人或鄰居休息，使家長困惱不止。

若嬰兒常半夜吵鬧啼哭，父母應先查看，嬰兒由於不會說話，只會以哭鬧表達不適。有時因饑餓、腸胃不適、驚恐、便溺弄濕尿片、衣被過冷或過熱等均可引起啼哭。此時若餵奶、安撫、更換尿片、清乾屁股、調整衣被後，孩子便不再哭鬧。

有時也可能是消化不良，腹脹滿不適而引起哭鬧，可試試輕輕拍打孩子腹部，若腹脹鼓鼓的，打起來發出 "Bang Bang" 聲響的，只要用手拈按摩膏，輕輕搓暖孩子肚子，最好直至孩子放屁後，腹脹緩解後，啼哭便很快停止。若果做齊以上方法，孩子依然每晚啼哭，則要想想辦法解決背後的原因了。

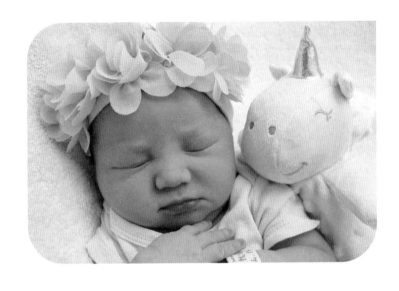

哭叫喊不停　需知寒熱有不同

父母被新生兒哭鬧影響睡覺，也不只是現代人的煩惱。夜啼一證，最早載於隋代《諸病源候論》及唐代兒科著作《顱囟經》。《幼幼集成·夜啼證治》有：「小兒夜啼有數證：有臟寒、有心熱、有神不安、有拗哭，此中寒熱不同，切宜詳辨。」說明嬰兒的哭鬧都有不同病因，切忌不了解孩子的體質，胡亂服用成藥，以免衝撞體質，弄巧反拙。

綜上所述，小兒夜啼主要因脾寒、心熱、情志不穩所引起。脾寒腹痛是導致夜啼的常見原因。常由孕母素體虛寒、嗜食生冷、胎稟不足、脾寒內生，或因護理孩子不當，穿衣蓋被不足，致腹部受寒，或用冰凍、寒性食物餵哺孩子、中陽不振，以致寒邪內侵，凝滯氣機，不通則痛，導致孩子夜啼。由於夜間屬陰，脾為至陰，陰盛則脾寒愈甚，腹中有寒，故入夜腹中作痛而啼。

辨清體質方可開藥

若小兒出生後飲食溫燥補品過多，又或常穿厚衣厚被，則受火熱之氣熏灼，心火上炎，則心神不安而啼哭不止。由於心火過亢，夜間陰氣本應潛入陽而不能，則嬰兒夜間啼哭不寧而不能入睡。徹夜哭鬧之後，陽氣耗損，改為白天睡眠；正氣未復，入夜又哭鬧不已，形成惡性循環，父母頭痛不已。

心主驚而藏神，幼兒因神氣不足，若睡房吵鬧嘈雜、或家中有人吵嚷，又或日間玩耍過於激烈興奮，過驚過喜，皆可使小兒心神不寧，神志不安，尤其於小兒入睡數小時內受驚或玩耍，更易影響其睡眠質素，寐中驚醒，因而啼鬧不休。

總之，孩子可因寒則痛而啼，熱則煩而啼，情志不穩則神不安而啼，是以寒、熱、情志不穩為小兒夜啼之主要病因和病機。不得以夜啼必定是以熱為定論，隨意給孩子過量不當的清熱涼茶，若不是熱症的便會越來越虛，反之亦然。

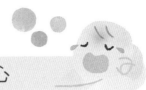

每晚夜啼找原因 切忌掉以輕心

難以查明孩子為何每入夜便啼哭不安，但白天如常。若長時間未有改善，必須要帶他求醫，仔細檢查體格，排除感染、腸套疊、小腸氣等疾病引起的啼哭，以免耽誤患兒病情。

● 脾寒氣滯

證候：啼哭時哭聲低弱，時哭時止，手足冰冷，腹部冷，不欲飲食，大便溏薄，小便較清，面色青白，唇色淡紅，舌苔薄白，指紋多淡紅。

● 心經積熱

證候：啼哭時哭聲較響，見燈尤甚，哭時面紅唇乾，煩躁不寧，口鼻出氣熱，身腹俱暖，大便秘結，小便短赤，舌尖紅，苔薄黃，指紋多紫。

● 驚恐傷神

證候：夜間突然啼哭，神情不安，驚懼不已，常在夢中哭而作驚，舌苔正常，指紋色紫，脈數。

● 乳食積滯

證候：夜間啼哭，厭食吐乳，口氣臭，反胃酸，腹痛脹滿，睡臥不安，大便酸臭，舌苔厚膩，指紋紫滯。治宜消食導滯。

終結夜啼良方

中藥敷臍法

材料：艾葉粉 30 克、乾薑粉 30 克、橄欖油適量。

做法：將艾葉、乾薑粉炒熱，加橄欖油適量拌勻至膏狀，再置於膠布，貼於臍部，約 2 小時後取出。

功效：用於脾寒氣滯證。

耳穴貼壓法

理論：中醫認為耳朵是身體各部位的反射區，透過刺激耳朵上的穴位，以通經活絡，調和氣血，可以達到治療的效果。

做法：用小磁珠貼或王不留行貼在耳朵上的神門、心、肝、脾、內分泌、交感穴。

方法：每個穴位按壓至感覺微痠痛後，停留 3 秒，每個穴位可做 2-3 次。每日按壓所有穴位 2 次。雙耳交替，每隔 2 日一換，3 天為一療程，可行 1-3 個療程。

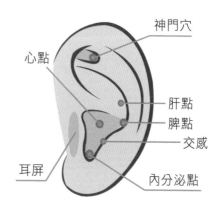

寶寶睡得好有妙法

想要寶寶睡得好，晚上不會無故哭鬧便要注意以下幾點：

- 要注意防寒保暖，但切勿過多衣被，防止過熱。也要查察孩子有否過饑過飽、蚊叮蟲咬、尿片浸漬、衣被刺激等。
- 餵母乳的媽媽不可過食寒涼，以及辛辣熱性食物，勿令小孩受驚嚇。

孩子夜間磨牙
小心脾胃不和

父母聽到孩子夜間磨牙，發出「格格」聲，總會擔心孩子出了甚麼問題。其實，夜間磨牙是指無意識的上下顎牙齒互相研磨或緊咬的病症。磨牙是與睡眠有關的肌肉運動障礙。長時間磨牙，會損害牙齒表面的琺瑯質，使牙齒對冷熱或酸甜過敏；亦可能引致顳顎關節症候群，令牙骹位置疼痛及發出聲響，嚴重時會造成耳痛、頭痛、肩頸痠痛等症狀。

除此以外，長期磨牙更會導致面部咬肌，以及頭部顳肌緊張或過度發達，影響顳顎關節表面，令患兒有機會出現面形不對稱。亦會導致睡眠質素不佳，導致孩子日間疲乏易攰，難以集中精神學習。可見，磨牙嚴重時可引致諸多問題，實在不容忽視。

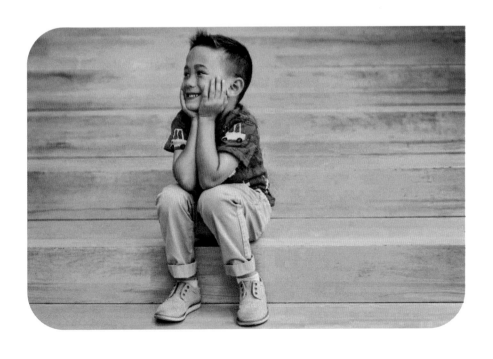

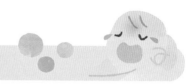

為甚麼孩子會磨牙？

孩子磨牙的原因暫時未有確切的答案，只能說是多種因素造成的夜間磨牙症，與下列因素有關：

● 牙頜因素

換牙、牙頜畸形、缺牙、牙齒過度突出等引起。當出現牙頜問題時，身體會嘗試通過研磨牙齒來獲得一個更平穩的咬合情形，而出現磨牙。另外，孩子於 6、7 歲開始換牙，上下牙齒為適應新建立的咬合關係，也會引起磨牙。

● 睡眠障礙

有研究指，孩子在睡覺中磨牙與睡眠期間的腦部活動有關。大部分孩子在睡夢中磨牙的時機都發生在由深層睡眠轉至淺層睡眠時。其他會影響睡眠的因素包括：睡房噪音、睡眠每晚少於 8 小時、睡眠時開上燈光、睡前玩手機、玩得過於興奮，鼻敏感或扁桃腺腫大等，都可導致孩子睡眠時有呼吸阻礙等，均會增加夜間磨牙的風險。

● 心理及壓力因素

焦慮和壓力也與磨牙有關，壓力可源自學業的壓力、不和睦的家庭狀況等。

● 其他因素

磨牙症與某些疾病，如痙攣性麻痺、唐氏綜合症和癲癇等有關。另有調查發現，家族遺傳性、二手煙、腸道寄生蟲及不良咀嚼習慣，如咬筆、咬指甲，食奶咀等也屬於可能原因。

牙齒磨不停 腸胃及肝膽鬱熱

磨牙與胃腸積熱、肝膽鬱熱相關，經絡氣血受阻有關。到了夜間，人體的陽氣本應內斂，但若孩子進食過量煎炸、油炸、高糖等，使腸胃消化不良，脾胃內熱而生。孩子夜間和睡前玩得太興奮，或睡前受打罵、驚嚇等，都會使肝氣鬱滯，化熱擾於膽經。

由於這些情況，患兒有胃腸積熱、肝胆鬱熱，使陽氣不能潛藏，波及大腸、胃經，牙齒正好處於兩條經絡上，而頭側部的顳肌位於胆經，面上的咬肌及顳顎關節位於胃經，受熱邪引動，以致顳、咬肌等不自主活動，使牙齒移動而出現磨牙。

營造舒適環境 令孩子更好睡

父母盡量不要在孩子面前互相爭吵、不要給孩子太多的學習壓力、睡前不要給孩子玩手機，或看內容緊張、恐怖的電視節目。

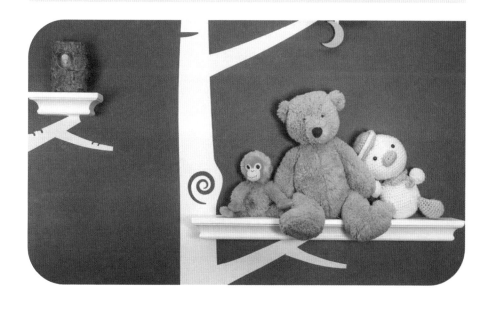

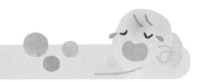

這樣做 孩子磨牙可預防

一般來說，磨牙會隨着年齡增長而漸漸減少，如果孩子夜間磨牙不頻密，父母不用過度擔心，無需採用特別的治療方法。當遇到孩子磨牙，可以輕輕拍一拍他，又或在確保孩子呼吸道暢順下，可將他的睡姿改成側睡，便能減緩磨牙狀況。若想改善孩子磨牙？以下幾點值得家長留意：

● 改善睡眠

晚上不要讓孩子太興奮，睡前半小時要讓身心平靜。另外，注意睡房的佈置，保持睡房寧靜，入睡時關上燈光，營造良好的睡眠環境，以及不少於8 小時的睡眠時間。

● 減少壓力

孩子面對學習的壓力不小，磨牙代表他們承受的壓力已到極限，試試減輕孩子的壓力，學習之餘，亦要讓他們有遊戲和輕鬆愉快的生活。

● 晚上不要食得過飽

晚上進食過飽，會大大減弱腸胃的消化功能，影響休息。如果不顧臟腑的生理功能而隨便亂吃，就會損傷其功能。要按照「早上吃飽、中午吃好、晚上吃少」的飲食原則。可是，有些父母想讓孩子長胖一點，就只管往他們咀裏塞東西，結果孩子的腸胃難以消化大量美食，體內因而產生毒素。少吃糖果、可樂、朱古力等高糖，或含咖啡因的食物，避免刺激腦部，影響睡眠質素。

● 治療鼻敏感、咽喉腫脹

若孩子有鼻敏感或咽喉腫脹，呼吸道不暢順會降低睡眠質素，治療鼻及咽喉情形，改善睡眠情況，以減輕磨牙。

按摩穴位 改善頭面及頸肩肌肉緊張

磨牙有時可因肌肉緊張引起，長期磨牙又會加重孩子頭面及頸肩肌肉緊張的情況，形成惡性循環。情況持續，更可引致偏頭痛、眼痛、頸肩痛甚至反胃等不適，嚴重可令患兒出現面形不對稱的情況。

中醫通過針灸、拔罐以改善顳肌、咬肌，及頸肩肌肉緊張。家長亦可以在家為孩子按摩對應的穴位，或在局部刮痧，疏通局部氣血，以改善症狀。

穴位

● 下關
位置：面部耳前方，顴骨弓與下頜角切跡所形成的凹陷中。張口肘下頜骨髁狀突前移，凹陷即消失。

● 頰車
位置：頰車穴位於面頰部，下頜角前上方，耳下大約1橫指處（姆指濶度），或咬着牙齒時咬肌突出處。

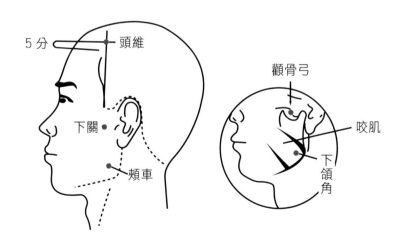

● 耳門、聽宮、聽會

位置：三穴均位於耳屏前，張口時呈凹陷處。

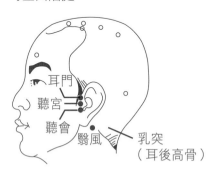

● 風池

位置：在項部，當枕骨之下，與風府相平，胸鎖乳突肌與斜方肌上端之間的凹陷處。

● 肩井

位置：在肩上，當大椎與肩峰端連線的中點上。

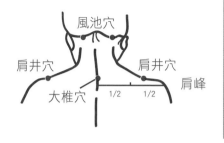

● 率谷

位置：在頭部，當耳尖直上入髮際1.5寸，角孫直上方。

● 角孫

位置： 在頭部，耳朵對折，當耳尖直上入髮際處。

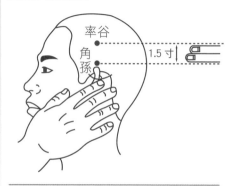

● 翳風

位置：在耳垂後方，當乳突（耳後高骨）與下頷角之間的凹陷處。

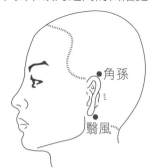

按摩方法：穴位輕輕用手指按壓至微痠脹感，每個穴位約30秒，每日可進行1-2次。或用按摩油倒在穴位上，再用刮痧輕輕來回推動，至皮膚微紅即可，每日1次。

口水長流不止
寒或熱要分清

孩子流口水,是嬰幼兒成長期必然現象。流口水,中醫稱「小兒流涎」,稱「滯頤」。臨床症狀以唾液增多,不斷流口水為主。「流口水」最常見於 6 個月至 1 歲大左右的嬰兒,常發生於斷奶前後。剛出生的嬰兒唾液腺發育尚未完善,唾液分泌極少。至 6 個月大時,單純母乳或奶粉餵養已不能滿足嬰兒生長發育所需,飲食慢慢加入固體食物,食物刺激腺體分泌唾液,唾液量明顯增加,此時小兒吞咽能力不足,不能及時將過多唾液吞下,加之嬰兒未有足夠牙齒當作「口水閘」,使唾液在口腔內不斷蓄積而流出。

當孩子 2 歲時,由於口腔運動的生理功能逐漸成熟,流口水的情形通常會漸漸消失。另由於出牙、食物、情緒影響或長期張開口部,都會使孩子流口水,這些一般是正常情形,不屬於病態,家長不用擔心。假若孩子口水太多、浸漬於下巴、胸前,使口部四周皮膚起紅疹及糜爛等,又或 2 歲後流口水的情況還未減輕,可能會被歧視,影響孩子的心理,給患兒及家長帶來諸多煩擾,便要正視問題。

若孩子超過 2 歲,仍然是口水長流,便屬於病理性流涎,可由以下幾個原因引起:

- 中樞神經系統和肌肉疾病

- 發展及智能障礙

- 口咽部或腸胃道病變

- 胃食道反流

- 藥物影響

- 其他罕有原因包括:家族性自主神經異常(Riley-Day 綜合症)、威爾森氏症 (Wilson's Disease)

流口水　中醫這樣解

《諸病源候論》中有探討小兒流涎，「脾之液為涎，脾胃虛冷，不能收制其津液，故流出漬於頤也」，意即若孩子脾胃虛弱，臟腑虛冷，便會有流口水之象。《太平聖惠方》指：「夫小兒多涎者，風熱壅結，在於脾臟，積聚成涎也」，又說「小兒心脾壅熱，多涎」，認為小兒流口水與熱相關。

根據中醫多本書籍所載，小兒流涎病位在脾，與心、胃、腎緊密相關，若上述臟腑功能正常，則唾液能起到潤滑口腔、促進消化的功能；若脾胃、心、腎功能失調，則發為病理性流涎。中醫認為小兒流涎多由心脾積熱、脾胃濕熱、腎陽不足等所致，有虛實、寒熱之分，應當結合孩子整體表現，加之舌脈合參，再作仔細分辨。

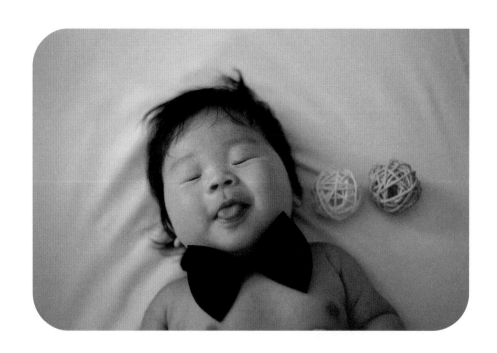

小兒流涎常見證型

	口水特點	兼夾症狀	日常飲食宜忌
心脾積熱	流涎質稠濁、色或微黃，味重。	舌及口腔黏膜糜爛、潰瘍，疼痛拒食，煩躁多哭鬧，小便黃，大便硬，舌尖紅，苔薄白或薄黃，指紋紫滯或脈數。	☑ 宜選擇清熱瀉火的食物，如綠豆沙、冬瓜湯、絲瓜湯、雪梨、西瓜等。
脾胃濕熱	流涎質黏濁、色或微黃，味重。	病程較長，涎液浸濕衣襟，口角、下頜，甚至頸部潮紅；食欲旺盛，喜冷怕熱，面及唇紅，大便黏臭不爽或便秘，舌紅，苔黃厚膩，指紋紫滯或脈滑數。	☒ 忌食熱性、辛辣、刺激性的食物，如薑、蒜，咖喱等。
脾胃氣虛	流涎色清質稀、無味。	病程較長，納欠佳，乏力，面色不華，泄瀉，舌淡或稍胖，苔白，指紋淡或脈緩弱。	☑ 宜多食溫性、具健脾作用的食物，如肉類、紅蘿蔔、南瓜、淮山、栗子、蓮子、芡實等。
脾腎不足	流涎質稀、色清、無味。	疲乏，面色蒼白。腹痛，伴嘔吐不消化物，四肢冰冷，大便稀溏，伴見未消化食物。小便頻多或伴夜間遺尿。舌淡胖，苔白滑，指紋淡或脈沉。	☒ 清熱敗火的食物，如涼茶、冷飲，如雪糕冷飲等、不宜多進冬瓜湯、絲瓜湯、雪梨、西瓜。

注意：以上為小兒流涎常見的 4 種分型，臨床上接觸到的可能會更複雜，寒熱夾雜及寒實並見。若果孩子流口水的清況嚴重，應及早求醫，中醫師會為孩子辨清原因及證型，對證下藥。

對於年齡較大的孩子，因肌肉及姿勢問題導致流口水，亦可通過教導以改善口周肌肉運動、頭部及身體的坐姿等來解決。

藥物外敷　效用良好

脾胃氣虛及脾腎不足者：取肉桂粉 10 克，用醋調至糊狀，貼敷兩足湧泉穴，每晚睡前敷藥，次晨取下，連敷 5 次。

心脾積熱及脾胃濕熱者：取膽南星 20 克磨粉，用醋調和，每晚睡前敷於兩足湧泉穴，每晚睡前敷藥，次晨取下，連敷 5 次。

● **湧泉穴**

位置：位於腳底中線前三分之一交點處，即當腳屈趾時，腳底前呈「人」字中間的凹陷處。肉桂辛熱，可溫經散寒，用於脾胃虛寒所致的流涎不止的效果較好；膽南星味苦性涼，功能清瀉脾熱，多用於脾胃積熱引起的小兒流涎不止。

臨床研究表明，中藥穴位貼敷治療小兒流涎症簡便易行，能早日去除患兒痛苦。要注意，有些在敷藥前做過敏測試，外敷少許於手腕 2 小時，若明顯過敏者，建議諮詢醫師後再使用。

細心呵護幼嫩肌膚

- 2 歲前的孩子流口水，不屬病態，家長不必擔心。
- 唾液對皮膚有一定的刺激性，當孩子口水流得較多時，媽媽應注意護理孩子口腔周圍的皮膚，建議每天至少用清水清洗 2 次。讓孩子的臉部、頸部保持乾爽。使用純棉柔軟的毛巾清潔孩子的嘴邊、下巴。亦不應反覆拭擦，以免擦傷孩子幼嫩的肌膚。
- 孩子在出乳牙期間，牙齦發癢、脹痛，可使口水增多。孩子使用軟硬適度的口咬膠，6 個月以上的孩子啃點磨牙餅乾，都能減少其長牙時牙齦的不適，還能刺激乳牙盡快生出，減少流口水。
- 如果皮膚紅腫、出皮疹或糜爛，建議求診。

孩子口臭
小心背後有隱憂

你可曾試過與家中孩子玩耍時，不期然被他的口氣嚇一跳呢？為甚麼可愛的孩子一張口，形象立即崩壞，口中異味竟然如此可怕？其實，口臭不只影響成人，不少孩子都受到口臭的困擾，家長快快了解口臭成因，為孩子解決惱人的健康隱憂。

孩子口臭原因逐個捉

● 不良的口腔衞生

當父母發現孩子有口臭時，大部分是和孩子的口腔清潔有關。嬰幼兒在喝奶，或較大的孩童在飲食後殘留了食物，塞在齒縫或口腔中較隱秘的部位，如果沒有及時清潔口腔或刷牙，奶或食物殘渣經過一段時間的發酵腐敗，繼而滋生細菌，容易造成口臭。

這些因不良的口腔衞生習慣更可引起蛀牙、牙菌膜的形成，導致牙齦發炎、牙齒膿瘡，以至其他的牙齒問題，亦是孩子口臭最常見的罪魁禍首。同時，應檢查孩子的舌頭，如果有厚厚的舌苔就要留意，這也是細菌容易滋生的部位。

● 身體不適　可能生病了

口腔連接咽喉、鼻子及耳腔，這些位置的病變如鼻竇炎、鼻塞導致的鼻涕倒流、咽喉感染，如化膿性扁桃腺炎、腸病毒、耳部感染或中耳炎等都有可能形成口臭。這時身體不適所引起的口臭均有跡可尋，如鼻竇炎除口臭外，還有流黃綠色鼻涕、面痛、頭痛或發燒等；咽喉感染會有咽痛、發燒等；腸病毒會有飛滋、合併腹瀉等。有時，口臭亦代表腸胃系統的毛病。口腔是腸胃消化系統的開端，腸胃功能問題，如小兒反胃吐奶、消化不良、便秘、腹瀉等，容易造成口腔有異味。

● 重口味　口臭加劇

大家都知道吃了蒜、芫茜、韭菜及洋葱等食物後，口氣會變得異常嚇人。可見，吃了不合適、味道濃烈的食物會導致口臭，放在孩子身上亦然。孩子較少喜歡吃蒜及洋葱這類食物，但就不自覺總是喜歡吃高糖、高脂，如糖果、果汁、汽水、薯片等，若不注意口腔衛生，容易令口腔、腸胃內滋生細菌。

同時，高脂、高糖食物，屬於中醫講的「肥甘厚味」，難以消化，易使脾濕加重，若孩子脾胃不佳，常進食這些食物，使脾胃功能更差，容易導致口臭。

口臭困擾大　清熱去火幫到手？

不少人覺得口氣重，一定是熱氣所致，便自行給孩子涼茶、清熱的食物。其實，這樣做不單未見改善，常進食寒涼的食物，更會使孩子脾胃陽氣受損，而且胃口差、面色差、腹瀉。除此以外，當脾胃功能受損後，身體內濕增加，舌苔亦會增厚，加重口臭。

從以上幾點口臭成因看來，口臭可因多個因素引起。口腔是腸胃道的開口，口氣臭問題更多的是由於脾胃問題所引起。如果孩子口臭是由於腸胃問題引致的反胃吐奶、消化不良、積滯（食滯）、便秘、腹瀉等，便要從根本入手，治好根源性的疾病，才能徹底改善口臭。但是，腸胃毛病未必全是熱症，除了腸胃實熱問題外，孩子生理「脾常不足」，更常見脾胃虛寒等情況。可見，要改善口臭問題，需要全面了解孩子身體狀況、分清病變部位，以及分清寒、熱，才能準確解決口氣問題。

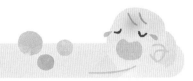

這樣做 讓孩子口氣清新

除了一些嚴重的身體疾病，需要延醫診症用藥之外，由不良的生活習慣帶來的口氣問題，可以通過以下方法來改善：

● 飲食規律有營養

孩子盡量少吃零食、甜食，減少「肥甘厚味」食物的攝取，以免影響脾胃消化。另外，睡覺前不應吃宵夜、高糖等食物，以免導致胃酸倒流，引起口臭。平日應多吃水果和蔬菜，多飲水，增加纖維和維他命的攝入，促進腸道蠕動，減少宿便，亦能防止口臭。

● 從小養成保持口腔衞生的習慣

每當孩子吃完東西或喝完牛奶後，都要幫他們清潔口腔。從小就養成清潔口腔的習慣，讓孩子習慣清潔口腔的感覺。家長便不用等到嬰兒出牙後，才為他們清潔口腔。

● 為未長牙的嬰兒清潔口腔

在孩子每次飲奶後，使用潔淨的紗布沾上白開水，裹覆於家長食指上，並將裹上紗布的食指伸入口腔，擦拭孩子舌頭、牙齦及口腔黏膜。清潔時選擇光線充足的環境，以便清楚看到孩子口腔的每一部位。在為他們清潔口腔時，可對着唱歌、説話，讓孩子享受清潔口腔的時光，建立刷牙的習慣。

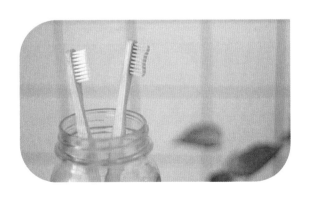

● 已長牙的嬰兒清潔口腔（2 歲以下）

家長可用嬰兒牙刷及兒童用牙膏（米粒大小），以清潔乳牙，牙齒的內外及上面都要清潔到，最後亦要清潔舌頭、牙齦及口腔黏膜

● 孩子清潔口腔及牙齒（2 歲或以上）

當孩子 2 歲時，可以嘗試讓他們對着鏡、自行使用牙刷來刷牙。但因為此時孩子的手部協調力仍不足，精細的動作難以掌握。所以，在孩子自行刷牙後，父母仍需檢查其口腔及協助他清潔牙齒。其實，不只早晚刷牙，更應教導孩子在餐後或進食餐點後養成刷牙的習慣。若是兒童不配合、或出門在外，不方便每次進食後都清潔口腔，可讓兒童餐後用些白開水漱口、吐出殘留的食物屑。

● 確保用餐前後清潔衞生

孩子所用的食具，奶樽等每次使用前後都要清潔消毒。母乳餵養的幼兒要防止口臭，更要注意在哺乳前，應先用乾淨的開水棉花或紗布清潔乳頭。保持乳頭清潔，減少致病原對孩子口腔和腸胃的感染，如由念珠菌引起的鵝口瘡，除了會導致口臭外，更會生成口腔厚白膜成片，會使嬰兒口腔疼痛。

中藥漱口水

材料（1 人 1 日份量）

杭菊花 15 克、藿香 10 克、桂花 5 克、生甘草 5 克、薄荷 5 克。

做法

所有材料加 6 杯水，煎 20 分鐘後，去渣後取藥液，每次使用 1 杯，於餐後作漱口水使用。

適合

1 歲以上兒童使用，5 日為 1 個療程。

港童近視率冠全球
趕快學會護眼操

街上可見不少「四眼仔女」。家長不免擔心孩子會否是下一個近視患者。近年，香港中文大學醫學院眼科團隊研究發現，香港小朋友越來越早戴眼鏡，6 歲兒童近視比率達 11.4%，冠絕全球其他國家。升讀小學後的數年間更是孩子患上近視的高峰期，近視比率由 6 歲的 11.4%，倍增至 9 歲的 44.5%。近視的度數會隨着年齡而遞增，一般要到大約 20 歲才穩定下來。

近視原因分先天和後天

近視，古稱「能近怯遠症」，至清代眼科專書《目經大成》始稱近視。原因可分先天和後天兩大類。先天因素包括遺傳及種族。亞洲人近視的比例較高，中醫認為近視患者先天眼絡稟賦不佳，發育失常所致。

後天因素多與環境有關，一般認為是不佳的閱讀習慣、過長時間的近距離看物件及生活空間狹窄等因素影響。這些因素包括長時間或不當使用眼睛，勞心傷神，使心陽耗損，陽氣不能上達雙目；或因久視耗傷肝血，眼睛血液瘀阻不暢；或因雙眼過勞，肝腎虧虛，使精血不足，而發為近視。

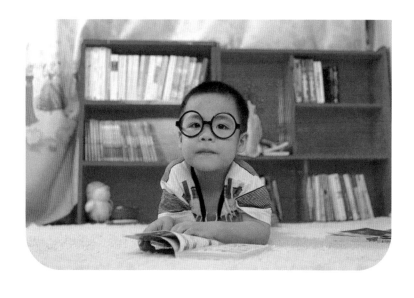

除此以外，越來越多研究發現近視與陽光照射有關。曾有研究發現，每星期戶外活動達 11 小時，一年近視發生機會平均可減少 55%；而每星期的日照時間超過 200 分鐘，學童患上近視的機會可減少 49%。香港學生功課繁重，怎會有時間在陽光下活動呢？可見，孩子的高近視比例與高強度的學習壓力，以及戶外活動及日曬不足是密切相關的。

生活環境對視力存在重大威脅、父母要保護孩子視力刻不容緩。患上近視除了要戴上眼鏡，不美觀又不方便之外，最重要還會帶來一系列嚴重的併發症。超過 600 度以上的高度近視，由於眼球前後拉長，造成視網膜變薄、退化，甚至可致視網膜破裂、剝落、黃斑點病變、出血，青光眼及白內障等，這些併發症都會影響視力，嚴重者甚至會失明。

及早發現孩子近視

孩子未必知道自己患上近視，父母可留意以下幾項情形：

- 頭痛、眼睛疲勞、視力模糊或重影
- 經常眨眼或擦眼
- 看路牌、學校黑板有困難
- 閱讀圖書、閱讀時漏看或混淆文字
- 側頭或瞇着眼睛看東西
- 閱讀或看電視時遮蓋其中一隻眼睛
- 手眼協調能力不佳

若有懷疑，建議家長立即帶孩子做視力檢查。另外，切勿忽視學前視力普查，以及定期眼睛檢查的重要性。學前視力普查能及早發現孩子的視力問題，包括近視、遠視、散光、弱視和斜視等。受影響的孩子及早接受治療，可保障將來的視力發展。

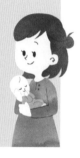

慎防變四眼仔女！記好護眼 5 大招！

	護眼方法
注意閱讀距離	閱讀時，書本與眼睛應至少距離 30 厘米。不應在床上或光線昏暗的環境閱讀。閱讀每 20 分鐘便應休息一會，並轉換姿勢及眨眼。
充足光線	閱讀時，燈光應要均勻、從上而下，光度充足而無刺眼的眩光。
有營飲食	眼球包含肌肉、血管、視網膜、神經等。保持合理而均勻的飲食對眼睛及視力有益。適量多進食含豐富維他命 A、花青素、葉黃素，玉米黃素等食物，對眼睛有裨益。 含葉黃素，玉米黃素豐富的食物，包括綠葉蔬菜，如羽衣甘藍、菠菜、芥蘭、西蘭花、南瓜、粟米、甜椒。花青素豐富食物，包括藍莓、茄子、紫薯、黑杞子。 中醫學認為「肝開竅於目」，「肝腎同源」，多食補肝腎食物如枸杞子、桑椹子、黑芝麻、菊花、豬膶等，對眼睛有益。
健康生活	充足的睡眠使眼睛得到休息。每日戶外活動 1 小時以上，戶外活動能消除眼睛的疲勞，以及確保充足的日曬。
定期驗眼	每年驗眼一次，當因近視影響生活或學習時，便應佩帶眼鏡。

護眼操 必按 6 穴位

眼周有 6 大穴位，由晴明穴至四白穴，從眼頭至眼尾圍一圈，用適中的力度，在每個穴位輕輕按揉，刺激眼周穴位的氣血循環。幼稚園的孩子年紀少，比較不會控制自己的力度，或找不到穴位，可由家長代勞，幫手按摩眼睛穴位。

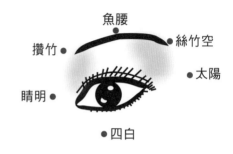

晴明穴：眼內眥角稍上方凹陷，當有一筋突起處。

攢竹穴：面部眉頭陷中，當眶上切跡處。

魚腰穴：眉毛如魚形，因穴位在眉毛中央，如腰部，故名魚腰。

絲竹空：眉尾凹陷處。

太陽穴：在顳部，當眉尾與眼外角之間，向後約一手指的凹陷處。

四白穴：眼睛瞳孔直下，凹陷處。

按摩方法

待上述 6 個護眼穴位都按壓完後，可用雙手互相搓熱，再以雙手掌的熱力覆蓋眼睛 20-30 秒。

護眼穴位按摩貼士

穴位按摩前，要注意雙手清潔，利用指腹發力；按穴位時閉上雙目，放鬆肌肉。謹記不可直接按壓在眼球，按摩穴位時要準確，找準穴位時，會有痠脹感。建議可以在上、下課時或在長時間使用眼睛後各按摩 1 次。手法輕緩為宜，不要過重或過輕，以感到穴位痠脹，以沒有痛感為宜。

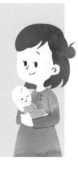

手機電腦不離手
保護眼睛有辦法

科技發達，孩子在成長的過程中有不少機會使用手機、電腦。更甚者，不少家中長輩甚至把手機、電腦當成「電子奶嘴」，藉以安撫孩子乖乖坐好、乖乖食飯。不是誇張，現在不少孩子在學會走路之前，已經學會如何使用手機、iPAD 了。

當年紀漸長，學校都要求學生使用電腦學習、交功課。孩子使用電子屏幕的時間真是越來越長。但不正確及過長時間使用電子屏幕可引致以下問題：

- 眼睛疲勞
- 視力模糊
- 聚焦緩慢
- 視物重影
- 頭痛
- 眼紅
- 流淚

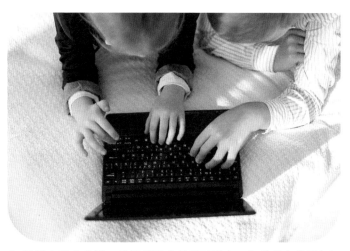

● 雖然在現今世界，使用電子產品不可避免，但父母真的要把好關，好好保護孩子的眼睛。

孩子使用電子屏幕貼士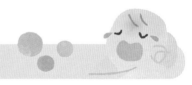

● 避免眩光反射

調整牆身、燈光等,避免外界的反光,影響屏幕。

● 勿在黑暗中使用

使用電子屏幕時,要有足夠光源,勿關燈後使用電子屏幕。

● 眼睛及屏幕保持合理距離及角度

根據不同大小的電子產品,屏幕與眼睛要有 30-50 厘米距離。使用電腦屏幕時要有最少 50 厘米距離,與平板電腦保持最少 40 厘米距離,而與手機保持最少 30 厘米距離。而顯示屏幕的最頂適宜在略低於眼睛的水平,約 15-20 度。

● 經常眨眼

研究表示,當凝視屏幕時,眨眼的頻率明顯降低了,比正常少了大約三分之二。長時間不眨眼,覆蓋眼睛的眼淚蒸發得更快,導致眼睛乾澀,眼部疲勞及不適。所以,應提醒孩子在使用電腦、手機一段時間後,應該眨一眨眼。

● 謹記「20-20-20」法則

教導孩子每次使用電子屏幕 20 分鐘,就要讓眼睛至少有 20 秒的休息,望向 20 呎以外的物件。此外,6 至 12 歲孩子應限制每天不能使用多於 2 小時的電子屏幕。2 歲以下幼兒應完全避免使用電子屏幕。謹記教導孩子正確使用電子屏幕,可有效紓緩電子屏幕帶來的眼部疲勞及壞處。

護目藥茶 美味有營

枸杞、菊花及桑椹子是三大護眼中藥，中醫認為「肝開竅於目」、「肝受血而能視」，想提升視力，可以用枸杞、菊花、桑椹子作為日常保健之用。

枸杞：性味甘平，具滋補肝腎、益精明目的效果。含有豐富的 β-胡蘿蔔素、玉米黃素、葉黃素，是健康眼睛的必須營養素。現代研究顯示枸杞可保護視神經細胞，對抗青光眼。

菊花：具有疏散風熱、清肝明目的功效，對於肝火旺盛、用眼過度導致雙眼乾澀有很好的療效。

桑椹子：為桑科植物桑樹的果穗。性味甘寒，有補肝益腎，滋陰補血，改善視力作用。由於桑椹子是藍紫色的水果，富含花青素，每 100 克含有 75.7 毫克，能保護眼睛視力，也能紓緩眼睛乾澀，另外還含維他命 A、β-胡蘿蔔素等營養，對眼睛有補益作用。

上述三味雖是中藥，但藥性平和，又能補益肝腎、清肝明目。最重要是三者味道宜人，枸杞及桑椹子其實是水果的一種，枸杞甘甜、桑椹酸甜。菊花甘而清香，孩子都不會抗拒這種味道一流的護目藥茶。若想營養吸收更完整，可於喝茶後，再把枸杞及桑椹吃完。

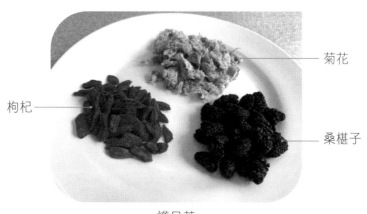

菊花

枸杞

桑椹子

護目茶

第四章

調理脾胃
強健體格

脾和胃
人體的食品倉庫

想孩子健康成長，體質壯健，不易病倒，飲食營養擔當着一個重要的角色。
孩子胃口好，飲食正常，消化吸收好，身體才會快高長大，這就有賴中醫
説的五臟六腑裏的脾胃了。要養好脾胃，不是大量餵食孩子便可，要吃得
巧，吃得對，才能養好脾胃；脾胃好，消化吸收好，孩子的氣血才能生成好。
所以，這一章跟着我，學好中醫的方法，把孩子的脾胃調理好，把孩子打
做成不易病、易長高的體質。

《黃帝內經》有：「脾胃者，倉廩之官，五味出焉。」脾胃是人體的食品
倉庫，又是食物的處理中心。我們吃進肚子的食物經過口腔、咽喉、食
道，再入脾胃。食物儲藏在其中，飲食有五味，五味亦出於此處。

中醫指：「脾主運化，胃司受納，通主水穀。」具體來説，脾和胃，是一
對好兄弟，一起配合工作，將水穀（即食物），通過消化和吸收化為精微。
精微指食物中有益、有能量的營養物質，通過脾胃的作用，傳輸至全身。
實際上，脾胃就是人體掌管食物的消化、轉變為營養物質，將其吸收和運
輸的器官。

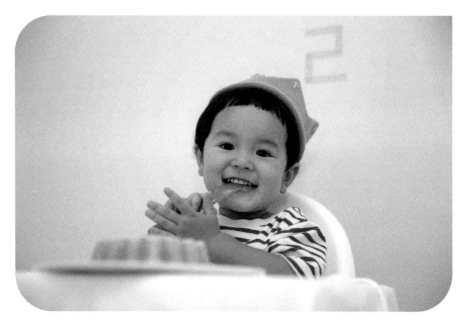

脾為後天之本

中醫説：「脾為後天之本」。後天與先天相對應。先天是遺傳的概念，從父母所得的基因、生命物質等。後天則是指人從出生之後到死亡，這一段歷程都必須通過攝取食物，將食物轉化為精微營養，再轉化為人體生存必須的氣和血，提供充足的物質基礎，以維持人體的後天生命活動。

將水穀化為精微，這個過程是由脾來完成的，所以中醫將脾稱為「後天之本」。了解到脾胃的功能，又明白脾為後天之本的原因後，我們便應明白到脾在維持正常的生命過程中，具有舉足輕重的作用。

脾胃內傷　百病由生

金元時期的著名醫家李東垣，是中醫史上的「金元四大家」之一，是「補土派」創始者，認為「人以胃氣為本」。他有一個著作叫做《脾胃論》，這本書的核心思想是：「脾胃內傷，百病由生。」其思想一直在指導着後世中醫，直至現今的中醫在臨床診病、養生、防病，仍非常重視調理脾胃，它的根本原因，脾為後天之本。

了解到脾胃在人體的功能作用後，想孩子生長健康，重在養脾。脾氣健運，即指脾的運化功能強健，只有孩子的脾氣健運，他們的胃口才會好，吃飯吃得香，脾胃好，消化吸收功能旺盛，才能好好地把食物轉化為成長所需要的氣、血、津液等物質，才能使全身臟腑得到充分的營養，以維持正常的生理活動。

填鴨式餵養
問題多多

不少父母帶着孩子來我診所，是想把孩子胃口差、不愛吃飯，不長高、不增磅的問題給調理好。總想問煲甚麼湯，買甚麼昂貴的補品給孩子進補。父母愛兒心切，我作為兩孩之母也非常明白，但治病應有的放矢，不了解病因，胡亂餵食或像養填鴨般猛灌補品，只會幫倒忙。

在中醫角度，孩子不愛吃飯、容易胃脹噯氣，口氣酸臭、大便不暢等情況，是屬於病態。中醫稱為「小兒食積」，又稱「積證」和「積滯」，即我們常說的「食滯」。

父母愛護孩子，吃的用的都盡量好的。擔心孩子成長不好，跟不上生長線，怎麼辦？就多餵、給他煮好吃的、愛吃的，想着花樣給孩子加餐加零食，家長認為只要吃得多，孩子總能長肉吧。尤其餵奶粉的嬰兒，因為以奶瓶餵食奶粉屬強迫性的餵食方式，而用奶瓶進食較吸食母乳來得容易，又不費力，奶粉餵養的嬰兒往往會更易進食過量。

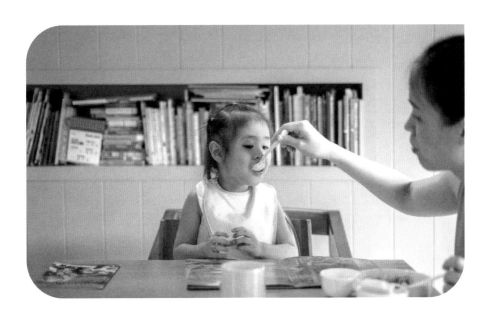

結果，父母因過於想孩子多吃兩口飯，及出於溺愛，孩子想吃甚麼便給甚麼，導致孩子嚴重的挑食和偏食。正餐沒吃上幾口，總愛吃零食、雪糕，總之雜食亂投，生冷不忌，過食肥甘厚膩等難以消化的食物，停聚在脾胃，影響脾胃的正常消化、吸收的功能而發病。中醫所謂「飲食自倍，腸胃乃傷」，胡亂進食反而沒增加營養，既不能改善氣血，倒過來影響脾胃。

孩子餵食過飽致傷脾

「小兒食積」大多是因為父母餵養不當，過量餵食而引起。《諸病源候論》：「小兒食不可過飽，飽則傷脾，脾傷不能磨消於食，令小兒四肢沉重，身體苦熱，面黃腹大是也。」孩子吃多了，但如果他的脾胃功能不佳，難以消化食物，過量餵食的食物，令本已積弱的脾胃要加班，脾胃不耐過勞，結果脾胃消化功能便進一步被削弱，食物停積在胃腸，導致脾運失司，小兒食積便是這樣一種引起小兒常見的脾胃病證。

「食積」全年皆可發病，但好發於夏秋季節，因大地的暑濕之氣偏盛，而脾臟喜燥而惡濕，暑濕之氣，最易影響脾之功能，所以本病於夏秋兩季之發病率偏高。孩子在各年齡層皆可發病，但因嬰幼兒脾胃功能仍未發育完善，以嬰幼兒最為常見。另外，先天不足如早產兒，脾胃虛弱，以及奶粉餵養的嬰幼兒更容易反覆發病。

「食積」加重變疳症

雖然此病不是很嚴重，不會致命，但卻不能掉以輕心。若孩子患積日久而不治療或治療不恰當，則因飲食難以吸收、氣血無以為繼，久而久之，脾胃功能將更加受損，導致患兒營養不良，影響成長，以及智力發育。更可轉化成疳症，典型的疳症兒童就如非洲的飢餓兒童，面黃骨瘦，四肢瘦小，頂着個大肚子。俗語有「積為疳之母，無積不成疳」之說。所以「小兒食積」亦不容忽視。

如何知道孩子食積了

觀察孩子的飲食習慣、消化情況，若有以下情況超過 3 項，證明孩子有食積的問題了：

胃口不佳，食慾不振或拒食。

肚子脹滿，肚痛。

口氣酸臭

噯氣反胃、嘔吐、嘔吐物內有未消化的食物或奶。

大便軟爛、穢臭，或帶奶凝塊、或不消化食物。

煩躁易哭鬧，睡眠不安，肚腹熱，舌紅苔膩。

合理準備孩子每日餐單

想避免孩子食積，便要改變固有思維，明白孩子不是愈能吃，愈有福氣。應了解脾胃吸收之道，合理為孩子準備飲食，才能改善他們的體質，幫助成長。

- 飲食、起居有時，定時進食，孩子適量進食，不過飢，不過飽。
- 糾正偏食，少吃冰冷甜食，或糖果、朱古力等高糖食物，免傷脾胃陽氣。
- 不要亂服滋補品，滋補之品一般難以消化，不當進補，小心適得其反。
- 適量運動，增強體質之餘，因運動後孩子胃口自然改善，不用強迫，自然樂意進食，且亦較易吸收。

吃對食物
讓孩子免疫力更強

父母養育孩子，最擔心孩子容易生病，尤其現今社會新型病毒橫行，病毒無孔不入，除了避免接觸病毒，要加強自身抗病能力，提升免疫力是防病的第一法門。

免疫能力是現代術語，中醫對此有何見解？免疫力又如何與飲食掛鉤呢？中醫理論指出，免疫力與「氣」關係最為密切，「氣」是維持人體生命活動最基本的物質，氣可分為元氣、宗氣、衛氣、營氣四大種類，其中「衛氣」代表護衛、防衛的作用，抵抗病邪，與免疫相關。氣有多樣作用，其中衛氣的防禦作用，即相當於現代學醫說的免疫能力。

衛氣是人體健康的護衛

氣的防禦作用是指氣能護衛肌膚、抗禦邪氣的作用。中醫學用氣的觀點解釋病因和病理現象，用「正氣」代表人體的抗病能力，用「邪氣」標示一切致病因素，若正氣不敵邪氣的侵襲，疾病便會產生。《黃帝內經》有兩句名言說明正邪與疾病的關係：「正氣存內，邪不可干」，「邪之所湊，其氣必虛」。

衛氣是護衛、是保鑣，所以行於脈外、行走於身體的最外側、保護身體免受病源體侵襲。衛氣還有個雙胞胎——營氣。相對而言，衛行於外，屬於陽，故又稱「衛陽」。營氣行於脈中，與衛氣相對而言，屬於陰，又稱為「營陰」。

脾胃飲食好才能滋生衛氣

衛氣同營氣一樣，也是由食物的水穀精微和肺吸入的清氣所化生。若孩子脾胃不佳，又或飲食不當，身體便不能從食物提取足夠的水穀精微（現代所說的營養素）轉化為保護人體免受疾病侵襲的衛氣。

衞氣的防禦作用
1. 當疾病未入侵人體時，氣足則能護衞肌表，防止外邪侵入。
2. 若邪氣已經入侵身體，正氣能奮起與之抗爭，邪氣能快速驅除於體外，疾病便不能發生。
3. 自我修復，恢復健康。在疾病之後，邪氣已微，正氣未復，此時正氣足以使身體較快康復。

注意：

氣的盛衰決定正氣強弱，正氣的強弱則決定疾病的進展與癒後轉歸。

中醫説「正氣旺者，雖有強邪，亦不能感，感亦必輕，故多無病，病亦易癒；正氣弱者，雖即微邪，亦得易襲，襲則必重，故最多病，病亦難痊」。以新型冠狀病毒（COVID-19）的疫情為例，病毒傳染性極強，明顯是上句所述的「強邪」，但據《中華流行病學雜誌》的研究指出，輕症患者症狀不包括肺炎或只出現輕度肺炎，甚至某些患者的症狀可能只是輕微的喉嚨痛，然後一兩天就消失。不正就是「正氣旺者，雖有強邪，亦不能感，感亦必輕，故多無病，病亦易癒」最具體的演繹嗎？

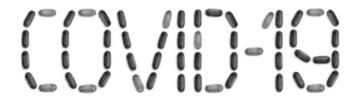

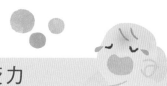

這樣吃 增強衞氣 提升免疫力

● 哺餵母乳 為健康打好根基

母乳是孩子最佳的保護傘，蘊含多種元素，為孩子的免疫力提供強勁的支援。研究指出，母乳含免疫球蛋白、乳鐵素、溶菌酶、細胞素，免疫因子、生長因子、益生元等，能強化體內免疫系統，有助增強嬰幼兒的免疫力，減低受病毒感染的機會。若想增強孩子免疫力，應盡量餵哺母乳，至少持續 6 個月以上。

● 定時定量 平衡飲食

中醫提倡「飲食有節」，飲食要有節制，吃飯要有規律，定時定量，以保持脾胃功能的正常運行。不能一餐過飽，一餐過飢，找好平衡。中醫經典《黃帝內經》指：「穀不入，半日則氣衰，一日則氣少矣」，講的是太過飢餓的害處。現代社會較少過飢的情況，但也要注意不可過飽，不是讓孩子多吃就是寵愛孩子，過飽亦會帶來健康隱憂，「飲食自倍，腸胃乃傷」，進食過量對人體的消化系統造成負擔，影響身體。

● 飲食攝取 均衡營養

前面已解釋過幫助人體抗病的衞氣來源於脾胃之氣，所以若孩子偏食，飲食不均衡，如常吃過油、過鹹、高糖分的零食，又不吃正餐，脾胃無優良的食物來化生衞氣，降低孩子的抗病力之餘，亦易造成肥胖問題。

不少病人愛問：應吃哪些食物來加強免疫力，可以「補一補」？又或煲哪款湯水可避免生病？其實這些問題是本末倒置，日常生活的補益不是單純食用「某一種食物」或「某一款湯水」便可。也不是平時胡亂進食，只要某一天吃有益的食物便可以，而是在乎日常飲食中，合理而均衡地進食不同的有益食物，好像老生常談，但事實這才是使身體健康的不二法門。

《黃帝內經》說：「五穀為養、五果為助、五畜為益、五菜為充，氣味合而服之，以補精益氣。」意思是飲食應以均衡為原則，合理配搭。五穀、果、畜、菜，分別代表五穀、水果、肉類、蔬菜。這原則與現代提倡的飲食金字塔有異曲同工之妙。同樣主張食物的選擇要多元性，避免偏食，食物應包括穀物類、進食不同的蔬菜、水果及肉類。

進食不同的食物，氣味合而服之，以補精益氣，意指不同的食物各有寒熱溫涼的性質、酸苦甘辛鹹五味，當我們飲食中多食不同種類的食物時，就不會偏重過寒或過熱的食物，各食物能互相平衡，並吸收不一樣的營養素。

此外，大眾不用過分擔心食物之寒熱偏性，因不同偏性的食物配合食用，各種食物不偏頗、互相配合食用，各物的寒熱偏性會調而和之，並能補精益氣。若偏寒或偏熱體質的人士，即可按自己的體質，請教中醫師調整自己膳食的性味。

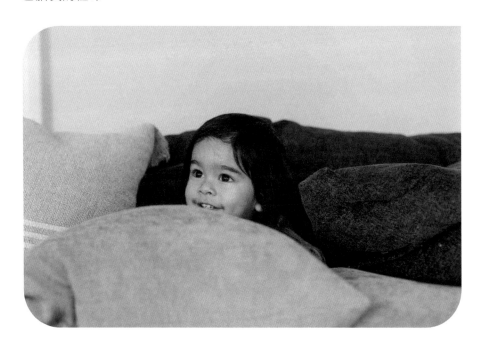

● 避開脾胃及免疫系統陷阱

除了揀選合適的食物外，合理地戒口亦很重要。油炸食物、汽水、可樂、鮮艷色彩的精緻蛋糕、糖果等食物，屬於中醫的肥甘厚味，較難消化，會造成脾胃負擔，降低衞氣。在現代營養學角度，這些食物會消耗提升免疫力的營養素，及減弱免疫細胞的功能，這些都會減低孩子的免疫力。可見，無論從中、西醫學，對這些食物的觀點一致，父母應注意不能給孩子任意食用。

水果偏寒不宜食？

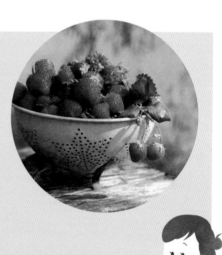

臨床上遇過不少人問，能不能吃水果？因為他們聽說，有不少中醫師不建議食用水果，說水果寒性太重，這絕對是對中醫的誤解！

正如《黃帝內經》指：「五果為助」，適量水果，在飲食中起輔助的作用，即要少量進食，能有助健康，而且水果亦有不同性質，有平性、寒性和溫性的。所以不存在水果寒性，不能吃水果的問題。但要注意水果不能代替主食。例如，現代不少女性為減肥進食減肥水果餐，只吃水果，其他一概不吃，體重減了，但身體及面色變差。孩子亦如是。

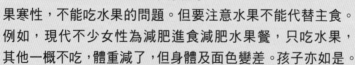

水果寒溫性味表			
寒、涼			
西瓜	檸檬	無花果	桑椹
楊梅	士多啤梨	山竹	奇異果
雪梨	西柚	橙	香蕉
蜜瓜	哈密瓜	楊桃	柿
火龍果	碌柚		
溫、熱			
桃	杏	李子	榴槤
柑	椰子（肉）	鮮棗	番石榴（芭樂）
龍眼	荔枝	菠蘿	石榴
櫻桃	車厘子	芒果	紅毛丹
平			
枇杷	木瓜	橄欖	蓮霧
蘋果	桔	提子	人參果
檸檬	藍莓	牛油果	

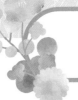

學會餵藥小妙招

家長帶孩子來看中醫，其中最難過那關便是如何讓孩子服食中藥。不少大人服中藥都覺得困難，擔心孩子不能喝中藥也是正常的。但是我在門診跟小朋友相處較多，倒是領略到不少方法能讓孩子喝中藥的竅門。到後來，我自己成為兩孩之母後，親身使用小妙招，讓孩子乖乖喝藥，看着他們把中藥喝下去，成就感也不是一般的強。各位家長，不想再處於與孩子爭鬥食藥的困境，快跟我一起看下去吧！

優化孩子的服藥方法

小兒中藥用量會根據兒童的年齡大小、體重輕重、病情輕重等按情況加減，小兒用量會較大人為少。以年齡為例，嬰兒（滿月至 1 歲）用量為成人量的 1/3，幼童（1 歲後至 3 歲之前）用成人量的 1/2，學齡兒童（3 歲以後至 6 歲入小學前）用成人量 2/3 或接近成人量。

若使用飲片藥材，煎煮藥物的程序與大人差不多，只是用水量可稍少，使煎出來的藥水較少而濃縮，因為藥液的容量較少，可令患兒較易服完中藥，而又不影響藥效。

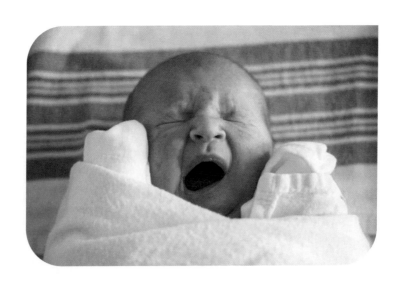

香港人生活繁忙，家長白天要上班、下班要照顧孩子，還要抽空煎藥的話真是太辛苦了。所以現代中醫診所較常使用濃縮中藥沖劑，即平時說的「藥粉」，深為大部分人歡迎。

臨床時大部分情形亦覺藥效顯著，療效與傳統劑型旗鼓相當。若家長為孩子選用藥粉，沖調藥粉時宜用較少分量的熱水，一次使用約 50 毫升的熱水，稍攪拌後用熱水焗約 10 分鐘，其時即使有部分中藥未完全溶解亦不怕，待 10 分鐘後、餵哺前再充分攪拌讓藥粉溶化。同理，較少藥量會較容易餵完幼兒。

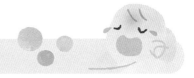

好好利用餵藥小幫手

家長想孩子乖乖吃藥，可選用輔助餵藥的工具，包括：藥匙、針筒型餵藥器、吸管等。

● 藥匙

將適量藥液放入小匙之中，一口一口餵進寶寶嘴裏，避開舌尖（此處感受苦味為主），但勿伸入幼兒口腔太深的部位，以免引起嘔吐反應。待藥液吃完後取出小匙，可避免嗆倒咳嗽的情形發生。

● 餵藥器

可用針筒型的餵藥器抽取適量藥液，並慢慢將藥推入孩子口內。

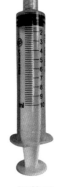

餵藥器

● 吸管

可用吸管的餵藥器吸取適量藥液，並慢慢將藥滴入口腔內。

略施小計　改變味道

常言道：「苦口良藥利於病」，但中藥若果味道過於苦澀，有時大人亦難以入口，孩子更不可能賣帳。想辦法哄孩子飲中藥，還有以下要訣：

臨床上不少家長抱怨孩子不肯服中藥，所以在開立藥方時，在不影響藥性的情況下，我習慣盡量選用味道較清淡，較少苦味之藥物，例如同為清熱的中藥，我就多選用淡味的石膏代替苦澀的黃芩、黃連。

若孩子仍有飲用牛奶，亦可以將藥粉沖好後，放入牛奶中，以奶味覆蓋中藥的苦味。

若幼兒仍怕苦不服藥，可以在藥粉中加入一點蜜糖或果糖，用其甜味來掩蓋藥的苦味。但家長注意，糖量不宜太多，因甘甜之物易傷脾胃，亦易生痰，若咳嗽痰多的小病人的中藥即不適合加入太多糖沖服。另外，家長亦不應把藥粉混入果汁中，藥粉與果汁混在一起，有機會降低藥效。

循循善誘　讓孩子自願服食中藥

對稍大的孩子餵藥時，可以耐心教導、曉之以理，父母好好解釋吃藥的理由。例如，服藥後就不會再咳嗽、或皮膚不會再搔癢等，當小病人亦期望病情會好轉時，餵藥會事半功倍。我不少小病人都能自己服用中藥，不用父母千辛萬苦去餵藥。再者，餵藥後並給予口頭鼓勵，例如可以講故事、送小貼紙或小禮物等鼓勵方法，使他們對中藥建立正面的感覺。

注意餵藥技巧

- 避免捏鼻強灌藥，免得中藥嗆入氣管，造成危險。
- 避免當小兒嗆到或吐藥時仍繼續餵藥。餵服中藥時，應注意孩子的吞嚥速度，若出現嗆咳或吐藥，要立即停服，並抱起孩子輕拍背部，以使藥液咳出氣管。
- 避免飽餐後立刻餵藥，應隔 30 分鐘。因為飽食後，若服苦藥容易引起病童吐藥。

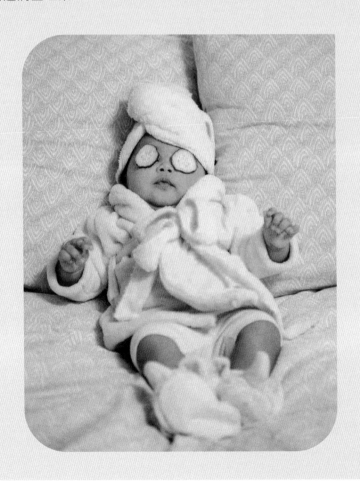

夏日喝冷飲 脾胃吃不消

夏日炎炎，易令人汗流浹背，津液大傷，不少人會選擇喝冷飲以解渴，清暑氣。剛喝冷飲後，因其低溫會令身體瞬間感到涼快，馬上降溫，帶來短暫的舒適感。不少人認為這樣馬上降溫的方法快而有效，殊不知對身體的危害極大。

於中醫角度而言，我們一向不建議喝冷飲，因為冷飲會損傷人體的脾胃的陽氣，使脾胃的運化能力變差，斷而削弱人體之正氣。中醫理論説：「脾喜燥惡濕」，脾胃不喜寒濕，但冷飲正正是寒濕互結之品，尤傷脾胃。冷飲會遏阻人體的陽氣，傷害脾胃之陽，日久會令脾胃虛寒，使人體運化食物的功能下降，容易出現腹脹、泄瀉、胃痛、消化不良的疾病。

冷飲影響脾胃易聚疾生濕

同時，常喝冷飲會使脾臟的運化功能減退，其運化水濕的效果亦會受到影響，導致痰濕容易積聚於體內，難以消除，而出現疲倦、身重、大便溏薄不爽等症狀，令身體更加不適，甚至容易使人發胖。

其二，夏季正值皮膚毛孔、腠理打開和擴張的時間，理應讓身體適當地排汗，如果汗出後馬上喝冷飲降暑，恐怕冷飲之寒會馬上閉塞汗孔，令到汗出不暢，郁閉於內，令人感到更加不適。

特別注意的是，過敏體質、患濕疹、鼻敏感、久咳不癒、哮喘的人士更不應喝冷飲，因為冷飲本就是是一個常見的刺激因素，容易誘發疾病。而孩子正處於陽氣長成的時期，生長尤其需要陽氣推動，而喝冷飲會損傷、遏阻人體的陽氣，從而不利於小兒生長發育。加上小兒素體脾臟本已不足，所以更不應該喝冷飲，以防進一步損耗其脾陽，而造成各種的不適。

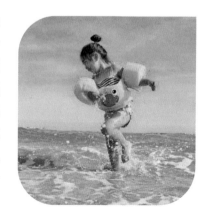

果汁的替代品

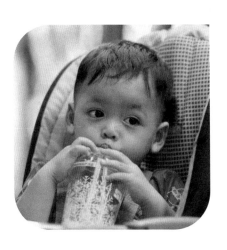

夏天期間，不想孩子飲冰冷飲品，可考慮飲用不加糖的鮮果汁，但最好還是食用原個水果，因為果糖較低及纖維更高。水果含豐富的膳食纖維，可以刺激腸道蠕動，有益於腸道的健康，也有助於減低血液膽固醇指數。相反，果汁在榨取過程中，水果的營養成分和膳食纖維都會從中流失。而喝果汁會更易於攝入過量的糖分，吃水果反而不會。除了果汁外，家長也可自行調製夏日清潤飲品，給孩子補充水分，生津解喝。

羅漢果水

材料（3-4 人份量）

羅漢果　1 個
水　　　1.5 升

做法

1. 洗乾淨羅漢果外殼。
2. 整碎後待水滾後放入，大火煲 5 分鐘。
3. 轉細火煲 20 分鐘，熄火焗 10 分鐘便完成。

功效

潤肺止咳，生津止渴。

注意

羅漢果性涼，脾虛孩子見胃口差，便溏者不宜長期服用。

酸梅湯

材料 （3-4 人份量）

烏梅	50 克	桂花	15 克
山楂	50 克	甘草	10 克
冰糖	適量		

做法

1. 將烏梅、山楂、桂花、甘草全部放入盛滿水的鍋中待水滾。
2. 水滾後將火轉為中火熬制 40 分鐘左右。
3. 最後，加入冰糖調味。

功效

消食健胃

蘋果雪梨水

材料 （3-4 人份量）

蘋果	2 個
雪梨	2 個
水	12 碗水（約 2.5 公升）
冰糖	少許

做法

1. 將蘋果及雪梨去皮洗淨再去芯。
2. 煲滾水後放蘋果、雪梨煮 30 分鐘。
3. 最後，熄火焗 15 分鐘後加入少許冰糖調味即可。

功效

清熱生津、潤燥化痰、通便除煩。

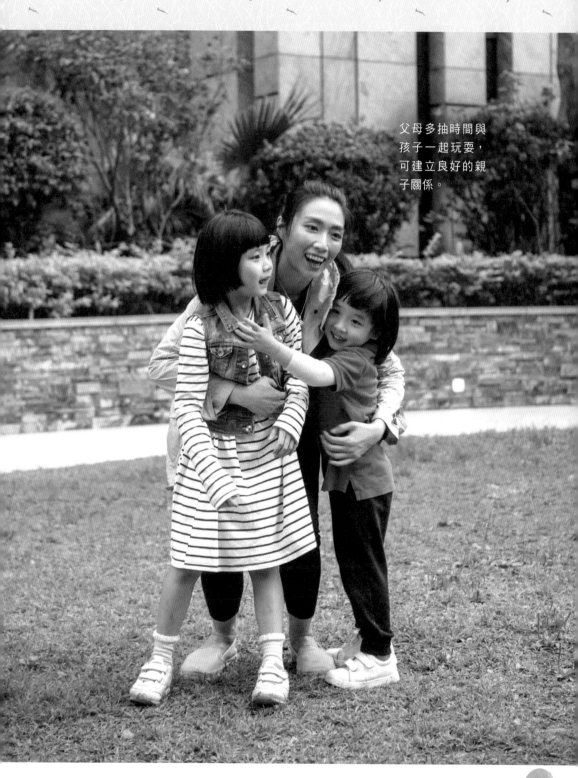

父母多抽時間與
孩子一起玩耍，
可建立良好的親
子關係。

第五章

藥食兩用
好食材

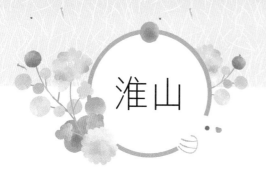

淮山

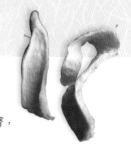

- 性味甘，平。
- 歸脾、肺、腎經。
- 益氣養陰，補脾肺腎，
固精止帶。

大家常常用淮山煲湯和做菜，其實它除了是湯水的一味材料之外，也是中醫最常用到的一味中藥。

擅於改善脾胃虛弱

淮山的正名為山藥，是薯蕷科草本植物薯蕷的根莖。《神農本草經》將山藥列為上品，說它「補中，益氣力，長肌肉。久服耳目聰明，輕身不飢，延年」。淮山最能改善脾胃虛弱的病症，對於孩子因脾胃虛弱，胃口差，易疲倦，消化不良的腹瀉等，皆有補益作用。

淮山既補脾肺之氣，又養肺腎之陰，並能固澀腎精。對於肺虛，腎虛所致的慢性咳嗽及氣喘有治療功效；對脾肺虛的皮膚乾燥問題亦有幫助；對腎虛引起的小兒尿頻、夜尿或尿床等，也有改善作用。傳統的乾淮山，是雪白直身，是先經浸軟，再將淮山搓壓為圓柱狀，後曬乾打光，再濕潤斜切成片，稱為「光山藥」。另一種則是鮮淮山直接曬乾或烘乾，乾品形狀不規則，有些卷曲，且呈米黃色，為「毛山藥」或「生曬淮山」。

乾和鮮的淮山應如何選擇？

揀選鮮淮山時要揀選外皮完整及重手的。如果看上去乾巴巴及輕身，就代表存放得太久，不夠新鮮。至於乾淮山，不應選擇太白的，太白的多數經硫磺薰製過，味道帶酸，藥性亦會偏燥。若買了雪白的乾淮山，最好在烹調前先浸水，以洗去部分硫磺。

小貼士

切淮山時，會有滑潺潺的黏液，謹記不要用水沖洗，因為這層黏液含有甘露聚糖和黏蛋白，又含消化酵素，能促進消化。如孩子不抗拒生淮山的口感，亦可讓他們試試吃淮山。

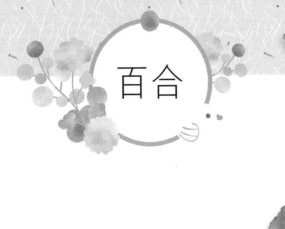

百合

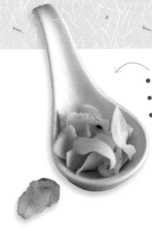

- 性味甘，微寒。
- 入心、肺經。
- 潤肺止咳，寧心安神。

百合屬多年生草本球根植物，藥用部位是它酷似蒜頭一般的鱗狀莖，經洗淨、曬乾後便可入藥使用。由於百合含豐富澱粉質，同時可作為蔬菜食用，在街市菜檔中亦不乏它的身影

專治肺燥或肺熱咳嗽

從現代營養學角度，百合含有蛋白質、脂肪、還原糖、澱粉，及鈣、磷、鐵、維他命 B、C 等多種營養素。臨床上，百合最常用在肺燥或肺熱咳嗽等症，患者咳嗽痰少，痰色白或微黃，伴有口乾舌燥的情形。《大明本草》中説它能「安心定膽，益志養五臟。」百合能寧心安神，對於孩子因心肺有虛熱的睡眠不佳，多夢等，可使用百合以作治療。

在孩子熱性病，如感冒、手足口病等痊癒後，可用百合作為病後調理之用，不怕像一般燉品、老火湯等過於溫補，既能清除尚餘之虛熱，又能滋養肺陰，改善餘熱未清所致的孩子易边、口燥咽乾、皮膚乾燥、大便乾結等情形。

挑選鮮百合時，需揀選顏色白中帶淡黃，沒有變黑或見灰黑點，鱗片飽滿，水分充足，重手及個頭飽滿者為佳。由於百合色白、入肺經，秋天食用百合最合適。除了炒菜外，亦可用鮮百合煲糖水；但若煲老火湯時間較長，鮮百合易溶化，可選用乾百合。

小貼士

百合為寒性食品，虛寒體質、脾胃虛弱，易腹瀉；或寒性咳嗽痰白咽癢、夜間咳多者不宜食用。

清蒸百合

材料

鮮百合 200 克，冰糖 20 克。

做法

將百合洗淨後，撕成片狀；置於碟中，加冰糖，隔水蒸 20 分鐘至熟即可。

功效

潤肺止咳，清心安神。對於乾咳，久咳，失眠，心煩等有幫助。

百合蓮子紅豆沙

材料

紅豆 500 克、百合 25 克、蓮子 60 克，冰糖適量。

做法

1. 紅豆、百合、蓮子去芯洗淨，三物用水浸泡 4 小時或放入雪櫃浸泡過夜。
2. 清水 12 碗煮滾，加入所有材料，再轉中細火煮 2 小時，間中攪拌以防黏底，蓋子不用關緊，可打開一縫隙，以防沸騰滾瀉。
3. 待紅豆煮軟身後，加入冰糖即成。

功效

健脾益氣，寧心安神。改善胃口不佳，心煩眠差等情形。

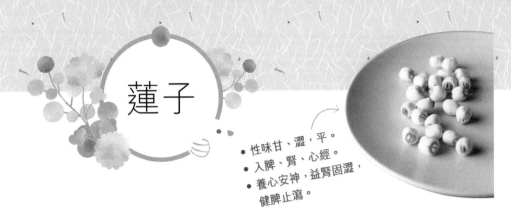

蓮子

- 性味甘、澀，平。
- 入脾、腎、心經。
- 養心安神，益腎固澀，健脾止瀉。

清心補脾腎 營養極豐富

蓮子為睡蓮科植物蓮花的種子。《神農本草經》說蓮子能「主補中，養神，益氣力。」補中即說，蓮子能健脾胃的運化，又能固腸，臨床上常用蓮子治療脾胃虛弱的慢性腹瀉常。對孩子脾虛，脾胃功能不佳所致的泄瀉，家長可應用蓮子於日常煲湯或炒菜，以改善孩子的脾胃功能。蓮子養心寧神，亦用於治療心慌、心悸、易驚、失眠、夜哭等症。蓮子還能益腎，且有固澀作用，能改善孩子脾腎氣虛，所致的尿床。

現代營養學角度，蓮子富含碳水化合物，及豐富植物質蛋白質，而且含較多維他命B，及鋅、鈣、鎂離子等協助抗氧化，活化大腦機能，鬆弛神經，緩和情緒，有改善睡眠之效。

小貼士 乾蓮子怎麼煮？

❶ 乾蓮子去除綠色蒂頭，放入熱水中浸泡約1小時。

❷ 用牙籤將浸軟後蓮子中間的芯挑出，把蓮子沖水洗淨。

蓮子芯因為味苦，如果不提前挑出來，蓮子吃起來就苦苦的。

原來挑出來的蓮子芯亦是一味中藥，所以不用丟掉，可曬乾後儲藏起來備用。蓮子芯與蓮子肉的功效截然不同。蓮子芯性味苦，寒。入心經。能清心熱。對心火旺盛、煩燥不安等睡眠不佳、多夢的情形有改善。

注意：蓮子能健脾止瀉，便秘人士不宜多服。

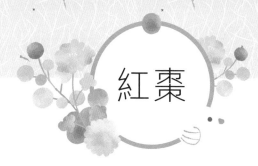

紅棗

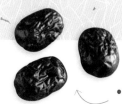

- 性味甘，平。
- 補脾胃，養血安神。

紅棗常被認為女士恩物，而深受不少女性喜愛。但原來紅棗的補益作用不分男女老少，對氣血不足、脾胃虛弱的小孩來說亦有補益作用。

補益脾胃 治療血虛

《神農本草經》說紅棗能「安中養脾，助十二經，平胃氣，通九竅，補少氣，少津濃，身中不足，大驚，四肢重，和百藥。」由於性質平和，能補脾胃，為調補脾胃的常用藥食兩用的食材。

紅棗即棗樹的果實，新鮮的棗是青色的，多視為水果食用。棗在樹上熟透後轉為紅色，經曬乾後或經煮熟後炮製，可入藥使用，是一味常用的中藥材。對於脾胃虛弱，氣虛不足，疲乏易劫的症狀有改善作用。由於紅棗能補脾胃，益氣，常用於孩子脾胃虛弱等症，胃口不佳，容易疲乏等情形。

棗色紅入血，除了補益脾胃外，亦有補血作用，常用於治療血虛的病症；可改善因氣血不足所致的面色蒼白、心悸易驚，睡眠不佳等症。

小貼士

紅棗應選個頭大，有皺紋，外表暗紅有光澤。若顏色太瘀、代表不新鮮，太紅擔心化學染色。紅棗以果肉鬆軟有果香，果核細粒為之佳品。想更佳吸收紅棗的營養，煮食時建議先將紅棗切開，讓紅棗的成分能更佳的釋放出來。

注意：紅棗因糖分較高，屬滋膩難消化的食材，若常胃脹、噯氣的人不易多吃，另外因紅棗溫補，感冒及熱底人士忌吃。

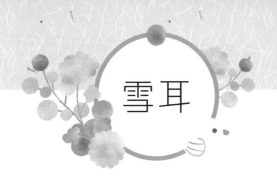

雪耳

雪耳，又稱白木耳或銀耳，為銀耳科植物銀耳的子實體。雪耳對肺熱咳嗽、久咳喉乾、口渴、便秘等有滋養作用。

含多種營養素 增免疫力

雪耳具潤肺止咳作用，又富含多醣、水溶性纖維，促進腸胃蠕動、達至改善便秘的作用，但又不含刺激腸胃的瀉藥成分，對未發育完全的小兒便秘來說，有通便，維持腸道健康的作用，而又不擔心給予孩子瀉藥的副作用。

雪耳含有蛋白質、脂肪、鈣、硫、磷、鐵、鎂、鉀、鈉、維他命 B 等多種營養素，是很好的營養補充品。經煲煮後，雪耳會成濃稠的膠狀，功效和外觀與燕窩接近，因此有「平民燕窩」之稱。需注意，雪耳偏滋膩，難消化，但由於纖維量高，若本身腸胃氣虛，有胃氣脹或胃痛的人，不宜過於頻繁或大量食用，以免加重胃脹胃痛。同時，若外感痰多或痰濕易腹瀉者亦不宜過量食用。

小貼士

購買雪耳時，以乾燥、輕身，少雜質，外型完整，且色澤微黃而帶有光澤的為佳品。過黃的雪耳通常是存放太久，太潔白，或帶有微酸氣味的多經硫磺薰過，不宜購買。

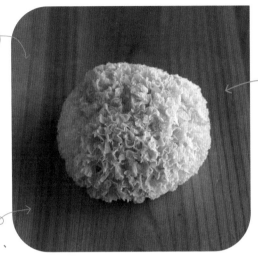

- 性平，味甘、淡。

- 養陰潤肺、益胃生津、補虛損。

- 歸肺、胃、腎經。

木瓜雪耳無花果杏仁瘦肉湯

材料

木瓜1個、雪耳1個、南北杏2茶匙、無花果5顆、瘦肉400克。

做法

1. 瘦肉汆水切塊，雪耳浸水，去蒂，撕成小件，木瓜去皮去籽，切大塊，其餘材料洗淨。
2. 將所有材料放入鍋中加水10碗（約2.5公升），先用大火煮沸，再轉小火煲大約1.5小時，加鹽後即可飲用。

功效

養陰潤肺，適宜肺胃陰虛證，症見口咽乾燥、聲嘶無痰。

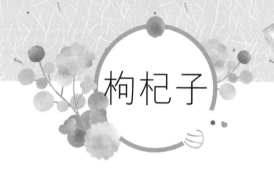

枸杞子

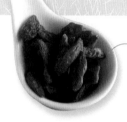

- 性味甘,平。
- 入肝、腎經。
- 補腎益精,養肝明目。

杞子,又叫枸杞子。杞子對身體有益,為人熟悉,大眾日常煲湯、泡茶,都會使用到杞子。這股養生風氣甚至吹到國外,英國人喜歡在他們的下午茶加些"gogi berry",在外國人眼中,這些紅紅的小乾果是健康的新潮流象徵。

護眼明目 提升視力

根據現代研究,杞子能提高眼睛視網膜細胞的抗氧化能力,及保護 DNA 免收紫外線的破壞。杞子亦能增加白血球、延緩衰老、降血脂、降血糖、降血壓、抗遺傳損傷、抗腫瘤、抗菌等作用。

從中醫角度,因杞子能明目,能入肝、腎二經,肝開竅於目,又枸杞子重於滋補腎陰,腎主水,而眼睛需要水來滋潤,所以吃枸杞子能使眼睛明亮、有潤澤,提升視力。另有一醫方,是將杞子和菊花打成粉,與蜂蜜一起煉製成蜜丸,叫「枸杞菊花蜜丸」,長期服用能「永無目疾」,意指永遠不會有眼睛方面的毛病,雖然有點誇張成分,但杞子對眼睛的保健是肯定的。

對於長期使用電腦、IPAD、手機的孩子來説,是不可多得的補品,也不一定要吃藥丸。只要用杞子、菊花和蜂蜜泡茶也是一個很好的護眼方法。建議飲茶後,把泡過的杞子吃下肚,能更佳地吸收所有營養。

小貼士

杞子性味補益,所以感冒時、脾虛濕重易腹痛泄瀉者,不宜使用。

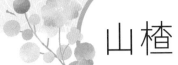

山楂

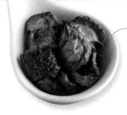

- 性味酸、甘、微溫。
- 歸脾、胃、肝經。
- 消食化積，活血。

現代研究顯示，山楂含多種維他命、山楂酸、酒石酸、檸檬酸、蘋果酸等，還含有黃酮類、內酯、糖類、蛋白質、脂肪和鈣、磷、鐵等礦物質，所含的解脂酶能促進脂肪類食物的消化。

消化食積停滯常用藥

山楂味酸而甘，含山楂酸等多種有機酸及解脂酶，能增強腸胃消化能力，促進肉食消化，特別對於在過量食用油膩肉食之後覺得飽脹使用。

在臨床治療處方中，經常與麥芽、神曲等一同使用。另外，若兒童因食滯而引起腹痛、腹瀉等，可服用焦山楂研成的細末，有幫助消化及止瀉之效。中醫處方內的焦三仙、保和丸、山楂丸等均含山楂，以助改善脾胃運化之功。

山楂不宜多食，原因有二：

- 山楂只消不補，對脾胃氣虛的兒童，不宜多服，以防山楂中的酸性損害胃部。建議：只在孩子食滯後，及胃口不佳時應用山楂煲水飲用，而不應當為零食每天食用。

- 由於山楂酸性重，若孩子處於牙齒更替時期，長時間貪食山楂片、山楂糕點，不利牙齒健康。建議：食完山楂後要及時漱口，以保護牙齒的琺瑯質。

山楂開胃茶

材料（2 人份量）

山楂 20 克、炒麥芽 30 克、冰糖適量。

做法

山楂、麥芽洗淨，加入 6 碗水大火煮滾，煮 30 分鐘後加冰糖即可飲用。

功效

開胃消滯、促進消化。適合兒童多食肥膩肉食後胃口不佳，胃脹飽脹，大便酸臭等。

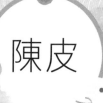

陳皮

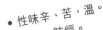

- 性味辛、苦,溫。
- 歸脾、肺經。
- 行氣和胃,燥濕化痰,健脾和中。

陳皮,又叫廣陳皮、新會皮,是芸香科柑橘的成熟果皮。《本草綱目》稱其「同補藥則補,同瀉藥則瀉,同升藥則升,同降藥則降」。臨床上,陳皮多用於脾胃不適及咳嗽痰多,這些都是兒科常見病。

開滯理氣 治脾胃氣滯

由於陳皮氣味芳香,辛散溫通,尤擅於開滯理氣,多用於脾胃氣滯所致的胃脹、胃痛、腹痛等症。陳皮因能健脾行氣,多用於脾胃濕阻的胃脹、飲食減少、消化不良、反胃嘔吐、大便濕爛等症,善於燥濕化痰,為治肺脾氣虛、濕阻的痰多咳嗽之症。我在治療兒童痰多咳嗽時,常授以一味陳皮茶予家長,在服用中藥的同時,用 3 角陳皮加清水 2 公升煲 30 分鐘。孩子除服用中藥外,飲用陳皮茶代替清水,止咳化痰得更快。

陳皮瓤其實不用去

不少人都知道煲湯、煮紅豆沙會用陳皮,一般食譜或烹飪節目都教大家要浸濕陳皮去瓤之說。我就不太認同,使用陳皮必要去瓤,瓤即陳皮內的白色部分,它亦是一味中藥,稱為「橘絡」,即是柑橘皮上的纖維,它能化痰理氣通絡。但因味道較苦,一般食譜建議將其去除,以減苦味。只是以此一來,陳皮作為理氣、化痰的藥用價值便大打折扣了。

小貼士

用於煮食上,久放的陳皮苦澀之味較少,有人追求 30 年、50 年的陳皮,但價錢真的太貴,藥用成分不一定高於 5 年、10 年,性價比偏低。我覺得 5 年、10 年陳皮價錢不太高,效用佳,不太苦澀,是自家使用之選。

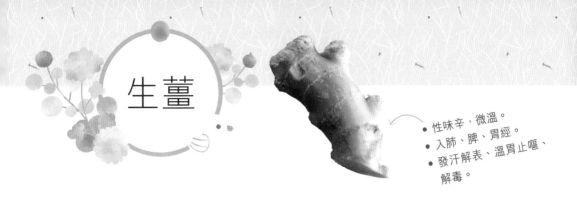

生薑

- 性味辛，微溫。
- 入肺、脾、胃經。
- 發汗解表、溫胃止嘔、解毒。

生薑除了用來炒餸、蒸魚外，亦是一味常用中藥，使用得當，還可祛病，保健康。

最能解表 發散風寒

生薑最常用於吹了風或淋了雨後引起的風寒感冒而見惡寒怕冷，身體痠痛等症。一般風寒感冒輕症初起，用 5 至 10 片生薑煎湯，加紅糖趁熱服用，待身體微微出汗後，再休息一晚，通常感冒可在汗出後緩解。

在中醫臨床上，因生薑發汗作用較弱，醫師常配合麻黃、桂枝等辛溫解表藥一同使用，生薑在這些發汗解表中作為輔助的藥物，能增強發汗力量。

生薑又稱「止嘔聖藥」，對於胃寒及脾胃氣虛所引起的反胃、嘔吐、暈車浪有較佳療效。生薑為溫性藥物，又能入脾胃經，所以在煮食偏涼的菜式時，加入薑片，能中和菜式的涼性。在炒白菜、通菜、涼瓜等偏寒涼的瓜菜時，通常用薑片和同時溫性的蒜末來同炒，既能提升鮮味，又能中和涼性，調和脾胃。另外、生薑能解魚蟹毒、能辟去海鮮的腥味，又能避免進食海鮮引起的不適等。可單獨用或配紫蘇同用。

小貼士

生薑性溫，不適合風熱感冒引起的感冒、咽乾咽痛等情況，因辛辣的味道會對紅腫的咽喉產生刺激，反而加重病情。

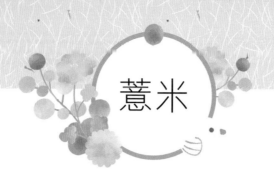

薏米

薏米又叫薏苡仁、薏仁。《本草綱目》説「薏苡仁陽明藥也,能健脾,益胃。虛則補其母,故肺痿肺癰用之。筋骨之病,以治陽明為本,故拘攣筋急,風痺者用之。土能生水除濕,故泄痢水腫用之。」説明薏米能很好的補益脾胃,祛濕利水,對脾虛的腹瀉、水腫等有較佳的療效。

生熟各半健脾去濕

薏米去殼曬乾用,叫「生薏米」,性微寒,可清利濕熱,多用於濕熱的小便不暢、濕熱型的皮膚炎、濕疹等。薏米炒熟後入藥,叫「熟薏米」,性平和,多用於健脾,常用以治療脾虛所致的水腫。由於薏苡仁能健脾去濕,特別適用於脾虛濕困所致的兒童腹痛腹瀉。薏苡仁還能消痈排膿,咳嗽痰多者適用,亦能通利關節,對濕熱型引起的關節腫痛也有療效。

薏米雖然能清利濕熱,但寒性並不峻烈,且有健脾之功,但又補而不膩。一般作為煲湯或食療使用,可各用一半生、熟薏米,因薏米屬平補平瀉之品,而藥力和緩,且因薏米質地較重,若入藥使用量較重,一般成人藥量為一日 30-60 克;作食物使用,即每人用量為一日 15-30 克。兒童按年齡及體重,每日用量為成人量的 30-50%。

小貼士

檸檬不要與薏米一起煲,高溫會破壞檸檬的維他命 C,而檸檬皮經熱水煮過後會變苦;因此宜先煲好薏米水,待放涼後才加入檸檬片。

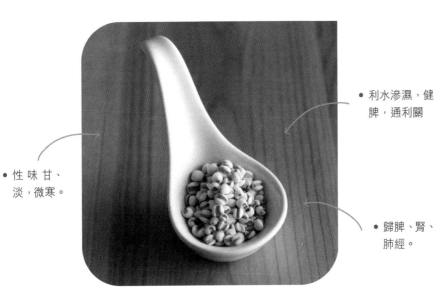

• 利水滲濕，健
脾，通利關

• 性味甘、
淡，微寒。

• 歸脾、腎、
肺經。

檸檬薏米水

材料

生、熟薏米各 50 克、檸檬 1 個、冰糖適量。

做法

1. 將生、熟薏米洗淨，用水浸泡 1 小時備用。
2. 將生熟薏米加清水 10 碗（約 2.5 公升），大火煮滾，轉小火煮
   1 小時。
3. 待薏米水稍放涼，加入檸檬及適量冰糖，即可飲用。

功效

清熱利濕，祛暑消腫。

中醫媽媽育兒百科

著者
何慧潔

責任編輯
嚴瓊音

裝幀設計
鍾啟善

排版
辛紅梅

出版者
萬里機構出版有限公司
香港北角英皇道499號北角工業大廈20樓
電話：2564 7511
傳真：2565 5539
電郵：info@wanlibk.com
網址：http://www.wanlibk.com
http://www.facebook.com/wanlibk

發行者
香港聯合書刊物流有限公司
香港新界大埔汀麗路36號
中華商務印刷大廈3字樓
電話：（852）2150 2100
傳真：（852）2407 3062
電郵：info@suplogistics.com.hk

承印者
中華商務彩色印刷有限公司
香港新界大埔汀麗路36號

規格
特16開（240mm×170mm）

出版日期
二〇二〇年六月第一次印刷

中醫媽媽育兒百科